LE GRAND LIVRE DE L'ALIMENTATION DE LA FUTURE MAMAN

Ce livre est la nouvelle édition mise à jour du titre
Le guide de l'alimentation de la future maman paru en 2010.

Maquette : Caroline Gioux
Mise à jour : Patrick Leleux PAO
Illustrations : Fotolia

29, boulevard Raspail
75007 Paris – France
ISBN : 979-10-285-1175-3

CATHERINE CONAN
DIÉTÉTICIENNE-NUTRITIONNISTE

LE GRAND LIVRE DE L'ALIMENTATION DE LA FUTURE MAMAN

LEDUC.S
PRATIQUE

SOMMAIRE

INTRODUCTION

Votre bébé est un cadeau de la vie. À vous de lui en offrir un : une bonne santé pour demain. Et sa santé se prépare avant même sa conception et se poursuit pendant toute votre grossesse.

Le but de cet ouvrage est de vous accompagner tout au long de ces neuf mois d'aventure unique, vous aider à faire de bons choix de vie le plus sereinement possible, à prendre soin de votre alimentation afin de préserver votre forme pendant votre grossesse mais aussi pendant votre allaitement. À la clé : un bébé doté d'un bon capital santé !

Votre grossesse suscite une multitude de questions, vous ne savez pas forcément ce qui vous attend. *Dois-je manger pour deux comme le dit le vieil adage ? Vais-je perdre mes kilos après l'accouchement ? Quels sont les dangers de mon assiette ? J'ai de la tension, est-ce grave ?…* Toutes les réponses aux questions que vous vous posez émailleront cet ouvrage. Un guide simple, pratique, incontournable, à lire et à relire au fil de votre grossesse ou de votre allaitement, et même après pour retrouver votre ligne : des conseils, des menus, des recettes… Tout ce qu'il vous faut pour vivre cette expérience en pleine forme !

1

J'AIMERAIS ÊTRE ENCEINTE : QUELLE ALIMENTATION ADOPTER ?

Votre décision est prise. Vous souhaitez un bébé ! Contrairement à ce que l'on peut croire, idéalement, une grossesse se prépare bien avant la conception. Il va peut-être falloir changer vos habitudes alimentaires, votre hygiène de vie. C'est le moment idéal pour y réfléchir. Mais madame n'est pas la seule concernée, monsieur l'est également ! À vous de jouer !

Les bonnes habitudes à prendre dès à présent

Avant toute chose, faites un bilan sur vos habitudes de vie. Pas besoin de culpabiliser, vous pourrez bientôt être fière de vos progrès.

Les questions à vous poser…

Est-ce que je m'alimente correctement ?

Est-ce que je mange sur le pouce par manque de temps ?

Ai-je pour habitude de boire de l'alcool de temps à autre ?

Suis-je une « grosse » fumeuse ?

Suis-je une grande fêtarde ?

Si vous répondez OUI à ces questions, il est impératif de définir vos priorités. Reprenez ou prenez de bonnes habitudes avant de vous lancer dans l'aventure, vous avez tout à gagner : vous aurez plus d'énergie, un teint plus lumineux, une meilleure santé…

Voici d'ores et déjà quelques conseils simples pour une future grossesse épanouie :

- Imposez-vous le rythme de 3 repas par jour.

- Mangez lentement, dans le calme… et à table (et non pas debout ou devant votre ordinateur).
- Du lait ou un produit laitier (fromage ou laitage) à chaque repas.
- Une crudité (légume cru ou fruit frais cru) à chaque repas.
- Un plat de féculents au déjeuner ou au dîner ; si vous le prenez au déjeuner, prenez des légumes verts cuits à l'autre repas.
- Recherchez les « bons » acides gras oméga 3 (présents dans certaines huiles végétales comme l'huile de colza, les poissons gras) et fuyez les acides gras trans, ces mauvaises graisses contenues dans beaucoup de produits alimentaires industriels (plats préparés, biscuits, viennoiseries…).
- Mettez de l'acide folique (ou vitamine B9) dans votre assiette : la mâche ou le cresson, par exemple, en sont de bons pourvoyeurs.
- Buvez beaucoup d'eau.
- Pratiquez si possible une activité physique, aussi minime soit-elle, comme une demi-heure de marche par jour à bonne allure.

C'est déjà un bon début !

Alimentation et choix du sexe de son enfant

Fille ou garçon ? Vous aimeriez bien choisir le sexe de votre enfant avant la conception ? Certains régimes alimentaires seraient censés influencer le sexe des futurs enfants…

Mais ces régimes qui ont été mis à l'honneur dans les années 1970 et 1980 par le professeur Joseph Stolkowski sont de vrais sacerdoces. Par exemple, pour avoir un garçon, il faudrait favoriser une alimentation pauvre en calcium et riche en sodium, donc limiter la consommation de lait et de produits laitiers et enrichir l'alimentation en sel. Ce qui est loin d'être bon pour la santé !

Ces régimes (que ce soit pour avoir une fille ou un garçon) exposent au risque de complications pour la future maman, comme une insuffisance rénale. Et le résultat n'est même pas garanti ! Alors ne prenez pas de risques inutiles, n'écoutez pas ce genre de conseils et laissez jouer le hasard.

Ensuite, les sujets qui fâchent le plus : le tabac et l'alcool.

- *Le tabac :* c'est le bon moment pour arrêter bien sûr ; pareil pour votre conjoint ; vous verrez, vous vous sentirez nettement mieux ! Il faut aussi savoir que le tabac nuit à la fertilité de la femme tout comme à celle de l'homme. Il est conseillé de vous faire aider : consultez votre médecin ou le site Tabac Info Service (www.tabac-info-service.fr).
- *L'alcool :* pour la santé de votre futur bébé il faut rester sobre avant même la conception (3 mois avant dans l'idéal). Dès lors que la grossesse est avérée, seul monsieur aura le droit de porter un toast !

Plus facile à dire qu'à faire, me direz-vous ! Je vous l'accorde, mieux vaut être motivée. Mais votre futur bébé n'est-il pas une motivation suffisante ?

Si ces conseils vous paraissent difficiles à mettre en place, pour vous aider, je vous conseille une consultation préconceptuelle. Elle permettra d'aplanir les difficultés, de vous orienter vers de nouveaux réflexes santé.

Lors de cette visite, en plus des examens biologiques classiquement recommandés, une supplémentation en acide folique (vitamine B9) sera peut-être prescrite pour le mois précédant la grossesse et pour les deux mois suivant son début.

Quelques conseils pour le futur papa

- Optez pour une alimentation saine et équilibrée en privilégiant les bonnes graisses insaturées (huile de colza, soja…).
- Un supplément de zinc et de vitamine B9 (acide folique) pourrait augmenter la quantité de spermatozoïdes chez les hommes présentant des soucis de fertilité.
- Haro sur le tabac et l'alcool. Savez-vous qu'une forte consommation d'alcool chez l'homme a une incidence sur la production de spermatozoïdes ? En outre, en cas de procréation assistée, l'alcool interagit avec les médicaments et ce, même en cas de consommation modérée.

Si vous avez des difficultés à tomber enceinte

Beaucoup de couples sont confrontés à ce problème et il n'est pas rare de devoir patienter de nombreux mois pour y arriver.

L'alimentation peut-elle aider ? Dans certains cas, une alimentation saine et équilibrée, une modification du style de vie pourraient jouer sur l'ovulation et faciliter ainsi la conception. C'est ce que certains chercheurs de l'école publique de santé de Harvard à Boston mettent en avant [1] (voir bibliographie en fin d'ouvrage). Les personnes soumises à ce régime de base auraient 80 % de risques en moins d'être sujettes à ces troubles par rapport aux autres femmes qui ne modifient en rien leurs habitudes. Un bémol toutefois : tout dépend bien sûr des causes !

Voici ce qui serait alors conseillé :

- *Préférer des produits laitiers entiers* (de qualité) à ceux qui sont écrémés (il faut savoir que les œstrogènes, hormones préparant l'ovulation en vue d'une éventuelle grossesse, ont besoin de lipides pour être synthétisés d'où le choix porté sur des laitages non écrémés).

- *Choisir des aliments riches en protéines animales* (viandes, poissons...) plutôt que ceux riches en protéines végétales (pain, céréales, pâtes...).
- *Privilégier les acides gras mono-insaturés* (contenus dans l'huile d'olive, par exemple) par rapport aux acides gras trans (fortement présents dans les produits alimentaires industriels comme pâtisseries, biscuits, pizzas...).
- *Réduire globalement la quantité de glucides complexes* (contenus dans les féculents) mais ne les supprimez pas.
- *Consommer davantage d'aliments contenant du fer* (viandes, œufs...).
- *Faire la part belle aux fruits et légumes* (riches en fibres et en vitamines) issus de préférence de l'agriculture biologique.
- *Pratiquer une activité physique* régulière.

Si vous ne parvenez pas à concevoir malgré une alimentation plus saine, prenez rendez-vous chez votre médecin.

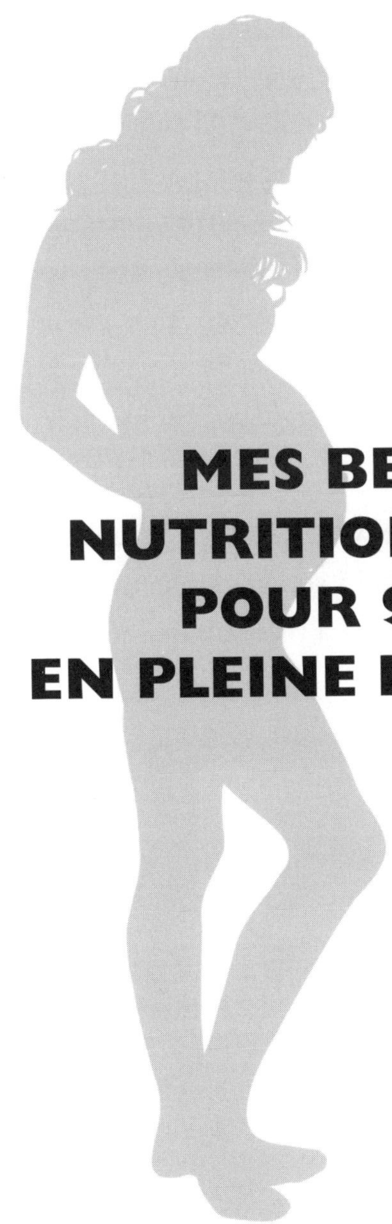

2

MES BESOINS NUTRITIONNELS POUR 9 MOIS EN PLEINE FORME

Ça y est, vous êtes enceinte ! Félicitations ! Comment être sûre de manger tout ce qu'il faut ? Votre corps a une capacité d'adaptation telle qu'il est capable de fournir à votre bébé tout ce dont il a besoin pour un développement harmonieux. Et si vos besoins nutritionnels ne sont pas satisfaits par une alimentation équilibrée, variée et diversifiée, votre bébé puisera dans vos réserves. Alors pas de panique si vous n'arrivez pas à manger de manière équilibrée pendant quelque temps (si vous êtes nauséeuse, par exemple…), la nature est très bien faite !

Dans ce chapitre, vous saurez tout sur vos besoins nutritionnels et pourrez ainsi adopter les bons réflexes pour apporter le meilleur à vous et à votre enfant. Suivez le guide…

De l'énergie : une alimentation variée et équilibrée

La grossesse est « gourmande » ; elle nécessite de l'énergie pour assurer la croissance des tissus (fœtus, placenta, liquide amniotique…) et l'accroissement des réserves maternelles. Et cette énergie est apportée par l'alimentation, d'où l'intérêt de soigner votre assiette !

Faut-il augmenter ses apports énergétiques pendant la grossesse ?

Même si vous devez vous nourrir suffisamment pour subvenir aux besoins nutritionnels de votre bébé, vos besoins énergétiques n'augmentent que légèrement.

En effet, au premier trimestre de grossesse, la croissance du fœtus est faible. La ration alimentaire conseillée en énergie est quasiment identique à celle que vous aviez avant votre grossesse. Par conséquent, il vous est recommandé d'enrichir votre alimentation de 100 à 150 calories par jour, soit l'équivalent d'un gros fruit ou d'un morceau de pain seulement…

Au deuxième et troisième trimestres, le rythme de croisière s'accélère, il faut consommer 250 calories supplémentaires par jour afin de couvrir les besoins liés au développement du fœtus et du placenta ainsi qu'à l'augmentation de la masse sanguine. Vos assiettes seront donc un peu plus remplies, mais c'est tout.

Dois-je manger pour deux ?

Qui n'a jamais entendu dire : « Maintenant, je dois manger pour deux » ? N'est-ce pas juste pour déculpabiliser les excès alimentaires ? Manger pour deux ne signifie pas manger deux fois plus mais deux fois mieux. Une alimentation équilibrée, variée et de qualité est la recette idéale pour une grossesse au top de votre forme. Et rappelez-vous, les besoins énergétiques durant la grossesse n'augmentent que peu, donc pas besoin de vous suralimenter !

Je consommais très peu de calories avant ma grossesse, que dois-je faire ?

Vous êtes une petite mangeuse et vous avez toujours été mince ? Ne culpabilisez pas. Il faut simplement que vous preniez conscience que votre enfant a des besoins nutritionnels et qu'il faut les satisfaire. Donc mangez ce qui vous fait plaisir et essayez de manger un petit peu plus que d'habitude. Le principal est quand même de vous alimenter. Aussi, ne faites pas l'impasse sur les produits laitiers et des salades à l'huile de colza même si c'est en petite quantité. Mais si vous avez perdu tout appétit, je vous conseille de consulter rapidement votre médecin, car il serait dangereux pour vous comme pour le bébé de ne pas prendre suffisamment de poids pendant votre grossesse.

En revanche, si vous êtes en surcharge pondérale et que vous mangez peu car vous êtes au régime, il y a un palier à respecter : ne descendez pas en dessous de 1 500 calories par jour dès lors que vous êtes enceinte.

Voir aussi le chapitre *Mon poids pendant la grossesse* p. 87.

Des nutriments indispensables

Un cocktail de protéines, lipides, glucides, vitamines, minéraux et oligoéléments… voila les nutriments qu'il vous faut pour bien vous alimenter. Mais qu'entendons-nous par « nutriments » ? Ce sont les éléments de base constituant les aliments.

Que se passe-t-il si mon bébé manque de nutriments essentiels ?

Le fait d'être enceinte change vos besoins quotidiens en nutriments de toutes sortes puisque Bébé est en formation et qu'il puise ce dont il a besoin dans vos réserves. Donc ce n'est pas lui qui risque un manque, c'est d'abord vous !

Pour sa part, si votre alimentation est vraiment insuffisante, il peut souffrir de carences nutritionnelles qui peuvent exposer au risque de complications (maladies du cœur, hypertension artérielle, faiblesse du système immunitaire…).

Sachez qu'en cas de carence alimentaire ou de mauvaise assimilation d'un nutriment, le recours aux compléments alimentaires peut se révéler utile. Cela relève toutefois du domaine du médecin. Vous ne devez jamais décider seule d'une supplémentation !

DES PROTÉINES DE BONNE QUALITÉ

Les protéines servent à construire et à renouveler tous les tissus de votre organisme, et en particulier ceux qui se bâtissent ou évoluent pendant la grossesse comme le placenta, le liquide amniotique, l'utérus… en apportant des acides aminés (éléments de base des protéines) dont certains sont dits indispensables, ce qui signifie que l'organisme ne peut pas les synthétiser.

Les meilleures sources de protéines animales sont les viandes, les poissons, les œufs, le lait et les produits laitiers.

Quant aux protéines végétales, on les trouve surtout dans les céréales et produits céréaliers (pain, pâtes, semoules…) et les légumineuses (lentilles, fèves…).

Variez les sources de protéines, chacune ayant un intérêt propre et jouez sur la complémentarité en associant céréales et légumineuses, par exemple, du riz et du maïs.

Vous devrez consommer environ 60 à 80 g de protéines par jour pendant votre grossesse.

Comment être sûre que je consomme bien cette quantité de protéines ?

Voici un exemple de quantité d'aliments sur une journée qui couvriront assurément vos besoins protéiques :

- 1 bol de lait de 250 ml
- + 2 yaourts nature
- + 150 g de viande ou poisson ou œufs
- + 200 g de pain ($^4/_5$e de baguette)
- + 60 g de pâtes crues

Que se passe-t-il si je ne consomme pas assez de protéines ?

Un apport insuffisant en protéines peut engendrer des œdèmes. Le problème se pose surtout lorsqu'ils sont localisés au niveau de l'utérus. Ils rendent alors le travail difficile lors de l'accouchement.

Les femmes les plus exposées aux carences en protéines animales sont les femmes végétaliennes (voir p. 131).

Et si j'en consomme trop ?

Un excès d'apport de protéines n'est pas souhaitable non plus car vous risquez de donner naissance à un bébé trop gros ou d'avoir des problèmes rénaux (vos reins travaillent trop).

DES LIPIDES MAIS PAS N'IMPORTE LESQUELS

Les lipides, sources d'énergie, sont notamment indispensables au développement du système nerveux et à la fabrication des cellules de votre futur bébé. En outre, ils sont les vecteurs des vitamines liposolubles (A, D, E, K).

Le beurre, les huiles végétales, la crème fraîche contiennent des lipides.

On recommande un apport d'environ 70 g par jour, couvert, par exemple, par 3 cuillères à soupe d'huile et 20 g de beurre.

Surtout, n'excluez pas de votre alimentation les lipides même si vous suivez un régime hypocalorique. Dans ce cas précis, vous traquerez plutôt les acides gras saturés, présents dans les produits d'origine animale (viandes grasses, produits laitiers entiers, charcuteries, fromages…) mais vous ne ferez pas l'impasse sur les acides gras insaturés, que l'on trouve notamment dans les huiles végétales (olive, noix, colza, tournesol par exemple). Ce sont des acides gras monoinsaturés.

Parmi les acides gras insaturés, certains sont polyinsaturés et dits « essentiels » (précurseurs des oméga 3 et oméga 6). Cela signifie que l'organisme ne peut pas les synthétiser d'où la nécessité de veiller à leur apport. Vous pourrez faire le plein d'acides gras essentiels grâce aux poissons gras des mers froides (sardine, saumon, fletan…) et aux huiles végétales (pépins de raisin, colza, germe de blé…).

Quels sont les rôles des acides gras essentiels ?

Ils ont de très nombreuses fonctions, parmi lesquelles :

- un rôle central dans la constitution et l'intégrité des membranes ;
- ils interviennent dans le fonctionnement du système cardio-vasculaire, du cerveau et du système hormonal ;
- ils régulent les processus inflammatoires ;
- ils influent sur le développement des neurones (cellules nerveuses) ;
- ils aident le système immunitaire du fœtus donc augmentent sa résistance aux infections ;
- ils interviennent dans le développement de la rétine et du cerveau du bébé ;
- ils aideraient à prévenir le baby blues.

Voilà pourquoi un apport suffisant en acides gras essentiels est primordial [2].

Remarque : l'utilisation et l'assimilation des acides gras par l'organisme ne peuvent avoir lieu qu'en présence d'autres nutriments comme les vitamines, minéraux, oligoéléments… D'où l'importance de varier votre alimentation !

Attention aux acides gras trans

Les acides gras trans appartiennent à la famille des acides gras insaturés (bonnes graisses) mais leur configuration chimique est telle qu'ils sont nocifs pour l'organisme et même plus nocifs que les graisses saturées. C'est dire !
On les trouve dans beaucoup de plats industriels, les produits de pâtisserie et de biscuiterie, les viennoiseries, les margarines…
Pour simplifier et les éviter, choisissez des produits contenant des huiles végétales non hydrogénées et fuyez les huiles végétales hydrogénées !

Y a-t-il une astuce pour préserver les oméga 3 et 6 ?

Les acides gras oméga 3 et 6 sont fragiles et très sensibles à la chaleur qui détruit une grande partie de ces acides gras (polyinsaturés). Consommez si possible les aliments qui en contiennent sous leur forme crue ou optez pour une cuisson à basse température. En revanche, l'huile d'olive, riche en acides gras monoinsaturés, supporte bien la cuisson.

POINT DE REPÈRE

Pour un bon apport en acides gras essentiels :
- Consommez au moins 1 cuillère à soupe d'huile par jour, au choix : olive, noix, colza.
- Consommez 2 fois par semaine du poisson gras pour améliorer le développement du fœtus.

DES GLUCIDES POUR FAIRE LE PLEIN D'ÉNERGIE

Les glucides sont des carburants énergétiques. Ils sont indispensables au fonctionnement de vos cellules nerveuses mais aussi au développement de votre bébé.

On distingue les glucides simples (glucose, fructose, lactose, saccharose) et les glucides complexes (amidon). Les glucides simples sont contenus dans les aliments comme le sucre et les produits sucrés, les fruits et légumes, le lait et les laitages. Les glucides complexes sont contenus dans les céréales, les produits céréaliers complets (pâtes et pain complets par exemple), les légumes secs (lentilles, haricots secs…).

Aussi, oubliez la notion de sucres rapides et de sucres lents. On parle aujourd'hui « d'index glycémique », qui permet de classer les aliments selon leur capacité à faire augmenter la glycémie (taux de sucre dans le sang). Privilégiez davantage des aliments à index glycémique bas et moyen qui ont un impact modéré sur la glycémie, que ceux à index glycémique élevé, qui ont un fort impact.

Voici quelques exemples d'aliments et de leur index glycémique (IG) :
IG bas (< 35) : légumes frais, légumes secs, fruits frais pauvres en glucides simples (agrumes, fruits rouges…).
IG moyen (entre 35 et 50) : céréales complètes sans sucre, pâtes complètes, riz basmati complet, pain d'épeautre.

IG élevé (> à 50) : yaourt sucré, riz blanc, pâtes bien cuites, baguette fraîche, céréales pour petit-déjeuner, purée de pommes de terre, confiture, miel, bière. En limitant la fréquence de votre consommation d'aliments à index glycémique élevé, vous éviterez ainsi la sécrétion trop importante d'insuline, qui exposerait Bébé au risque d'un poids trop élevé à la naissance.

On recommande un apport glucidique de 270 g par jour en moyenne, répartis comme suit :

- ⅓ sous forme de glucides simples, apportés par exemple par 250 ml de lait (1 bol) + 2 yaourts + 400 g de légumes + 300 g de fruits + 20 g de sucre.
- ⅔ sous forme de glucides complexes apportés par exemple par une assiette de lentilles + 4 tranches de pain complet.

À propos des fibres : ce sont des substances glucidiques d'origine végétale non assimilables par l'organisme (résistant au processus de la digestion). Elles favorisent le transit intestinal, souvent ralenti lors de la grossesse. Et, cerise sur le gâteau, elles n'apportent pas de calories ! Ce sont donc des alliées de choix pour votre grossesse !

On les trouve dans les fruits et légumes frais, les fruits secs, les céréales complètes, les produits céréaliers complets, les légumineuses.

Plan spécial fibres

- Faites un petit déjeuner associant un fruit ou un jus de fruits à du pain complet ou des céréales complètes… Pensez de temps à autre aux fruits secs.
- Prenez au moins 1 crudité par jour (fruit ou entrée de légumes crus).
- Un potage ou un plat de légumes verts cuits.
- En guise de dessert, pensez aux compotes sans sucre ajouté ou allégées en sucre.
- Ne passez jamais brutalement d'une alimentation pauvre en fibres à une alimentation riche en fibres. Mangez des fibres en douceur pour éviter les inconforts digestifs (ballonnements, flatulences…).
- Si vos intestins ne supportent pas les fibres, sachez que vous pouvez opter pour des fibres peu irritantes comme celles des fruits cuits ou des légumes cuits. Laissez de côté les fibres irritantes comme celles des crudités (fruits crus, légumes crus, légumineuses, pain complet…).
- Pour régulariser un intestin un peu irrité, pensez aux probiotiques que l'on trouve par exemple dans les yaourts. Les probiotiques sont des micro-organismes vivants présents dans la flore intestinale et bénéfiques pour l'organisme.

Des vitamines : les fruits et légumes seront à l'honneur !

Les vitamines sont essentielles pour mener à bien une grossesse. En effet, la grossesse élève vos besoins en vitamines (mais aussi en minéraux), d'où l'intérêt d'une alimentation équilibrée, diversifiée et en quantité suffisante. Pour vous aider, une règle simple : 5 fruits et légumes par jour !

Nous traiterons ici de l'acide folique (vitamine B9), absolument indispensable à votre grossesse. Vous trouverez les informations sur les autres vitamines, moins spécifiques à la grossesse, mais non moins importantes, en annexe I, p. 228.

LA VITAMINE B9, OU ACIDE FOLIQUE OU FOLATES, VOTRE MEILLEURE ALLIÉE !

Elle est de loin l'une des vitamines les plus importantes chez la femme enceinte car elle joue un rôle essentiel dans le bon développement du fœtus. Pendant les trois premiers mois de la grossesse, l'embryon est particulièrement sensible à une carence en folates. Les folates aident à la fermeture du tube neural, qui devient par la suite le cerveau et la colonne vertébrale, donc le système nerveux ! Cette fermeture s'effectue entre le 22e et le 28e jour après la conception. Les folates préviennent le risque de spina-bifida (malformation congénitale due à une mauvaise fermeture du tube neural). Chez la future maman, l'acide folique aide à renforcer son système immunitaire, à mieux résister à la fatigue et à préserver sa mémoire. Alors ne la boudez pas !

Une supplémentation de folates est souvent conseillée plusieurs semaines avant le début de la grossesse. En effet l'apport en acide folique par l'alimentation est souvent insuffisant, en particulier si vous êtes encore une adolescente, si vous fumez, si vous consommez régulièrement de l'alcool ou si votre grossesse suit immédiatement l'arrêt de contraceptifs oraux (pilule). N'hésitez pas à en parler à votre médecin.

On recommande un apport quotidien de 400 microgrammes de folates (soit une portion de salade ou 100 g d'endives ou 1 orange ou 1 banane). Sachez que cette vitamine n'est pas synthétisée par votre organisme, elle dépend uniquement de vos apports alimentaires.

Remarque : une supplémentation en folates à partir du sixième mois de grossesse réduirait le risque d'avoir un bébé de poids insuffisant.

Quels sont les aliments riches en folates (vitamine B9) ?

Cette vitamine est présente naturellement dans une alimentation équilibrée de tous les jours. Cependant, certains aliments en sont plus riches que d'autres.

La palme revient à la **levure de bière**. Mais misez également sur les légumes verts à feuilles (épinard, cresson, chicorée, pissenlit, mâche, oseille...), les choux, les asperges, les œufs, le melon, la mangue, les litchis, les oléagineux (noix, noisettes...), les châtaignes, l'avocat, les fromages affinés (brie, bleu, chèvre).

Côté pratique

- Consommez au moins 2 portions de fruits frais et légumes à feuilles (salade, épinard...) par jour.
- Saupoudrez vos plats et salades de levure de bière.
- Pensez à certains aliments enrichis (c'est le cas notamment de la plupart des céréales pour petit déjeuner).
- Ne poursuivez pas trop longtemps la cuisson des aliments car les folates sont fragiles ; ils sont sensibles à la cuisson. Préférez la cuisson à la vapeur ou à l'étouffée.
- Évitez les rinçages prolongés de vos fruits et légumes.
- Consommez rapidement les aliments préparés car les folates se dégradent à l'air libre.

Quelques idées de salades riches en folates

- Endives en chiffonnade + cerneaux de noix + dés de bleu + vinaigrette persillée
- Œuf dur + pousses d'épinards + dés d'avocat + levure de bière + vinaigrette au vinaigre balsamique
- Mâche + copeaux de parmesan + asperges + noisettes concassées + vinaigrette à l'orange

Idée de menu couvrant vos besoins en folates

- Une salade composée à base de cresson, œuf dur, cerneaux de noix et saupoudrée de levure de bière
- 1 part de brie pasteurisé
- 1 belle part de melon

Quand faut-il mettre au menu un supplément de folates ?

L'effet protecteur des folates n'est réellement efficace que s'ils sont pris en période préconceptuelle, à savoir deux à trois mois avant la conception et pendant les premiers mois de grossesse. Ils permettent de réduire de façon significative les risques de malformations du tube neural, responsables de handicaps souvent irréversibles à la naissance [3].

La prise de ce supplément pourra être arrêtée au-delà de trois mois.

J'ai été supplémentée en acide folique et je ne suis toujours pas enceinte, y a-t-il un risque par rapport à ce supplément de folates ?

Rassurez-vous, si vous n'êtes pas enceinte alors que cela fait un petit moment que vous prenez un supplément de folates, les suppléments nutritionnels ne présentent pas de risques aux doses prescrites.

Y a-t-il un risque à consommer trop de folates ?

Non, car l'excédent sera éliminé naturellement mais ce n'est pas une raison pour vous surdoser !

Je ne savais pas que j'étais enceinte, je n'ai donc pas pris de supplément de folates. Est-ce grave ?

Si votre alimentation est équilibrée, variée, diversifiée et suffisamment riche en folates, il n'y a aucun problème.

Des minéraux et oligoéléments

Pour vous, tout comme pour votre futur bébé, les minéraux et oligoéléments doivent être présents en quantités suffisantes en gardant à l'esprit qu'une carence est aussi néfaste qu'un surdosage.

Une alimentation équilibrée pourvoit normalement à vos besoins quotidiens. Cependant, soyez vigilante quant à vos apports en calcium, en magnésium, en potassium, en fer, en zinc, en fluor et en iode, même si vous les assimilez mieux pendant votre grossesse. Retrouvez-les tous à la fin de l'ouvrage !

MÉMO
Trimestre par trimestre, mes besoins spécifiques au cours de la grossesse

AU 1er TRIMESTRE

Vous constituez des réserves sous forme de protéines dans les muscles et de lipides dans le tissu adipeux et ce dès les premières semaines de grossesse alors que le poids de l'embryon augmente peu.

Dès le début de la grossesse, même si chez certaines les nausées peuvent entraver une bonne alimentation, gardez à l'esprit que les **protéines** sont essentielles au développement des différents organes vitaux de l'embryon. Elles doivent donc être présentes à chaque repas.

L'**acide folique** est primordial. Même si un supplément médicamenteux a déjà été mis en place, il faut quand même continuer à consommer des aliments riches en acide folique.

Le **potassium** est essentiel aux battements cardiaques de votre bébé et ce, dès le deuxième mois.

Consommez des bonnes graisses (et notamment des acides gras essentiels **oméga 3**).

Vous devez également miser sur le **fer**, le **calcium** et la **vitamine D**.

Sachez que dès le troisième mois de la grossesse, votre bébé goûte le liquide amniotique dans lequel il baigne. Il sait déjà distinguer le salé du sucré grâce à ses toutes nouvelles papilles gustatives. Plus votre alimentation sera variée, plus la palette de goûts de votre enfant se développera !

AU 2e TRIMESTRE

On ne parle plus d'embryon mais de fœtus ; les organes continuent à se développer.

Dès le quatrième mois, les désagréments ont disparu ou sont en passe de l'être. Vous retrouvez à nouveau le plaisir de manger ! Gardez votre rythme alimentaire de croisière et évitez les changements drastiques.

AU 3e TRIMESTRE

Votre bébé va prendre du poids. C'est d'ailleurs pendant ce trimestre qu'il va en prendre le plus. L'accent est donc mis sur la croissance ; les réserves faites pendant le premier trimestre de votre grossesse vont maintenant vous être utiles.

Le **calcium** est toujours essentiel, on veillera également à l'apport d'**acides gras essentiels**, notamment pour les facultés visuelles de votre futur bébé.

3

MES NOUVEAUX RÉFLEXES ALIMENTAIRES

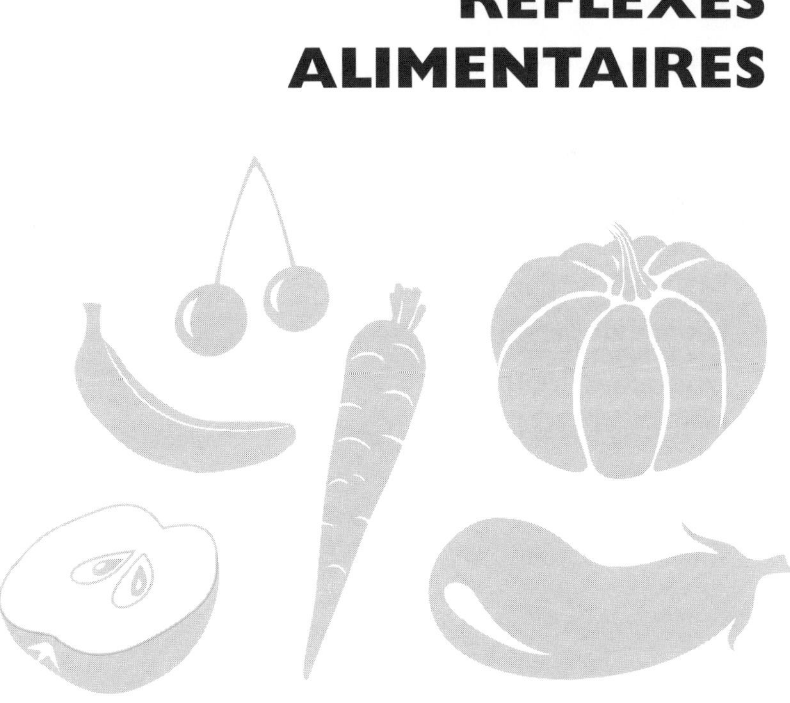

Produits laitiers, fruits, légumes… découvrez les aliments que vous allez privilégier pendant votre grossesse (et ceux qu'il va falloir éviter !).

Avant de supplémenter systématiquement votre alimentation en compléments alimentaires divers et variés (et parfois très onéreux…), apprenez à manger de manière équilibrée pour assurer des apports adéquats pour vous et votre futur bébé. Vous n'avez pas forcément besoin de bouleverser radicalement vos habitudes alimentaires ; quelques modifications sont parfois suffisantes et, surtout, gardez le plaisir de manger, c'est primordial !

Tous les groupes d'aliments, au nombre de sept, ont une fonction précise et sont indispensables. N'en supprimez pas un de votre propre chef.

- Les produits laitiers
- La viande, le poisson et les œufs
- Les produits céréaliers
- Les fruits et légumes
- Le beurre et les huiles
- Les produits sucrés
- Les boissons

Je mise sur le lait et les produits laitiers

Ils vous apportent des protéines animales et du calcium. Tout ce qu'il faut pour construire, entretenir, réparer votre corps.

Rappelez-vous que le calcium est essentiel à la formation du squelette et des dents de votre bébé.

Qu'entendons-nous par produits laitiers ?

Ce sont les fromages et les laitages (yaourt, fromage blanc, petit-suisse, crème dessert, dessert lacté…).

Notez que les desserts lactés réalisés maison (œufs au lait, crème renversée, flan…) peuvent être moins riches en sucres et en graisses (et donc en calories) que ceux du commerce. En outre, vous évitez les conservateurs et les épaississants.

Quel lait choisir ?

Idéalement le lait demi-écrémé. Que votre lait soit entier, demi-écrémé ou écrémé, la teneur en calcium est la même, c'est surtout la teneur en lipides qui varie. Évitez toutefois le lait écrémé, dépourvu de vitamines A et D (à moins que vous ne choisissiez une marque enrichie en vitamines).

Quelle quantité de lait et de produits laitiers dois-je consommer ?

Il vous faut consommer au moins 3 produits laitiers par jour, soit un à chaque repas, afin de fournir à votre corps les 1 000 mg de calcium recommandés quotidiennement.

Pensez à alterner lait, fromages et laitages.

POINT DE REPÈRE

Au moins 3 produits laitiers par jour avec au moins 50 cl de lait (ou équivalent) et 1 portion de fromage.

Quels fromages dois-je privilégier ?

Les fromages à pâte cuite comme le parmesan, le gruyère, ou l'emmental figurent parmi les plus riches en calcium mais aussi… en lipides. L'idéal est donc de varier. Voici quelques exemples : chaumes, cheddar, édam, carré de l'Est, ricotta, saint-paulin, camembert et brie au lait pasteurisé…

Attention, pour limiter le risque infectieux de listériose (voir p. 75), choisissez uniquement des fromages mentionnant « au lait pasteurisé » (bien lire les étiquetages) et ne consommez pas les croûtes. Au moindre doute, ne les achetez pas.

Je n'aime pas le lait. Dois-je me forcer ?

Non, ce n'est pas necessaire, ne vous rendez pas malade ! Et puis il existe des alternatives. Si vous n'aimez pas le lait, peut-être l'accepterez-vous sous forme de boisson aromatisée ou déguisé dans les préparations comme la sauce Béchamel, la purée, le gratin… Autre astuce, pensez à incorporer du gruyère râpé dans vos préparations.

Mais ne comptez pas sur le calcium des légumes : il est présent en quantité correcte mais insuffisante pour répondre à vos besoins.

Vous pouvez également compléter votre apport en calcium grâce à certaines eaux minérales comme Hépar, Vittel et Contrexéville.

Voici quelques équivalences pour vous aider à choisir vos 3 portions par jour. Chacune de ces portions contient environ 300 mg de calcium :

- 1 bol de lait demi-écrémé
- 2 yaourts nature
- 300 g de fromage blanc (3 pots de 100 g)
- 30 g d'emmental
- 80 g de camembert pasteurisé
- 120 g d'amandes

Et le lait de soja ?

Les boissons au soja ne sont pas des produits laitiers. Elles sont certes riches en protéines, pauvres en graisses saturées mais elles sont malheureusement pauvres en calcium (sauf si elles en sont enrichies). Par ailleurs, elles contiennent des « isoflavones » (hormones végétales) déconseillés aux femmes enceintes.

Viandes, poissons, œufs… des protéines tous les jours

Essentiellement pourvoyeurs de fer et de protéines animales d'excellente qualité, ces aliments sont à privilégier pour préserver la masse musculaire.

Ils complètent les apports en protéines du lait et du fromage mais ils ne contiennent pas de calcium.

LES VIANDES

Vous pouvez consommer toutes les viandes et volailles à la condition toutefois d'être vigilante sur les viandes de porc et de mouton, plus sujettes au toxoplasme. Pour diminuer le risque de toxoplasmose, il est important de bien cuire la viande dans toute son épaisseur.

En ce qui concerne le gibier, sachez qu'il peut provoquer une intoxication alimentaire ; il contient des toxines qui transforment les protéines si la viande n'est pas d'une fraîcheur parfaite.

Je n'aime pas la viande, par quels aliments puis-je la remplacer ?

Vous pouvez la remplacer sans problème par les œufs ou les poissons. Sachez qu'ils ne sont pas la seule panacée, vous pouvez opter également pour des aliments riches en protéines végétales, à savoir les produits céréaliers (semoule, pâtes…) et les légumineuses (lentilles, pois chiches…). Ou mieux encore, les associer.

Autre association possible, les produits céréaliers et les oléagineux comme les noix et noisettes. Le pain aux noix est alors l'aliment représentatif de ce type d'association. N'oubliez pas également la combinaison lait ou produit laitier et céréales ou produits céréaliers : par exemple des spaghettis au parmesan.

Si vous êtes végétarienne, rendez-vous p. 130 pour plus de conseils.

Voici quelques équivalences en protéines animales qui vont vous permettre de varier vos menus sans culpabiliser. Toutes ces portions contiennent de 18 à 20 g de protéines :

- 100 g de viande
- 100 g de volaille (sans os)
- 100 g de poisson (sans déchet)
- 2 tranches de jambon blanc

- 2 œufs
- 500 ml de lait demi-écrémé
- 4 yaourts nature de 125 g
- 180 g de fromage blanc
- 60 g d'emmental
- 90 g de camembert pasteurisé

LES CHARCUTERIES

Vous pouvez manger du jambon blanc sans risque. Mais pour une question de graisses saturées, retirez le gras et la couenne. Oubliez les autres charcuteries le temps de votre grossesse car ce sont des produits trop sensibles sur le plan bactériologique. Et vous ne devez prendre aucun risque…

LES POISSONS

On distingue deux catégories de poissons en fonction de leur teneur en lipides : les poissons maigres qui affichent une teneur en lipides inférieure à 5 % (merlan, limande, colin…) et les poissons gras des mers froides qui en contiennent de 5 à 20 % (saumon, hareng, maquereau…). Alternez tout simplement.

Choisissez votre poisson avec précaution, car certains contiennent du mercure. C'est notamment le cas des poissons prédateurs comme le requin, l'espadon ou le thon (frais ou congelé).

Mais sachez qu'il existe des poissons affichant de faibles concentrations en mercure et qui sont riches en acides gras oméga 3. Ce serait alors dommage de vous en priver ! Choisissez par exemple un bon saumon d'élevage d'Atlantique (protégé de l'exposition étant donné sa courte vie !), du hareng, du maquereau de l'Atlantique, de la truite arc-en-ciel, de la plie ou encore du thon en conserve.

Pourquoi le mercure est-il dangereux pour moi et mon bébé ?

Le mercure affecte peu la future maman à court terme. Mais, à long terme, le mercure s'accumule dans le sang de votre organisme. Même s'il est rejeté naturellement par votre corps, son élimination est longue. C'est surtout pour votre futur bébé que le mercure est dangeureux. À concentration élevée, il peut endommager son cerveau et entraîner des problèmes neurologiques.

Mais pas besoin de paniquer pour autant. La consommation de poisson a plus d'avantages que d'inconvénients. Alors ne le boudez pas !

Quelle doit être ma consommation de poisson sur la semaine ?

Idéalement consommez-en 2 à 3 fois par semaine en privilégiant les poissons à faible concentration en mercure et en évitant de consommer leur peau car elle concentre les contaminants. Pensez à diversifier les espèces et à consommer au moins une fois par semaine un poisson gras comme le maquereau ou la sardine.

Bonne nouvelle, consommer au moins une fois par semaine du poisson réduit déjà la fréquence d'accouchement prématuré et de faible poids de naissance [4].

Privilégiez un mode de cuisson sain pour vos poissons : à la vapeur, en papillote, ou encore à l'étouffée.

Dois-je prendre des précautions particulières ?

Oui, quelques précautions s'imposent :

- Évitez les sushis, sashimis, tartares… pendant toute la période de votre grossesse. En effet, même si la plupart des restaurants japonais congèlent leur poisson (ce qui permet d'éliminer tout risque de contamination par l'anisakiase, parasite alimentaire qu'on peut retrouver dans les poissons utilisés pour les sushis), ce n'est pas le cas de tous ; donc par mesure de précaution, abstenez-vous.
- Laissez dans les rayons les poissons fumés.
- Veillez à la bonne cuisson du poisson (bien cuit à cœur).

LES COQUILLAGES ET CRUSTACÉS

S'il y a bien des aliments contre-indiqués pendant la grossesse, ce sont les fruits de mer crus pour des questions de fraîcheur, de métaux lourds comme le plomb, de risques d'hépatite A… En revanche, vous pouvez consommer des crevettes grises ou roses cuites.

LES ŒUFS

Pour les œufs durs, pas de soucis. En revanche, oubliez les œufs gobés, les œufs sur le plat, en omelette, les œufs coque et mollets pendant 9 mois !

LES ABATS (FOIE, CERVELLE, CŒUR…)

Étant donné la concentration en toxines des abats, faites l'impasse sur eux le temps de la grossesse même s'ils sont riches en fer.

> POINT DE REPÈRE
>
> Les viandes, poissons, œufs seront consommés 1 à 2 fois par jour, en alternance.

Des produits céréaliers pour être toujours au top de la forme !

Les glucides complexes à index glycémique bas rassasient les gros appétits et ont un impact modéré sur la glycémie. Ils sont nécessaires au développement de votre fœtus car ce dernier va utiliser le glucose contenu dans les glucides complexes pour assurer la plus grande part de ses besoins en énergie. Et pas question de vous en passer si vous vous rendez à la piscine pour votre cours d'aquagym.

Où les trouve-t-on ?

Dans les céréales : blé, seigle, orge, avoine, riz, boulgour…
Dans les produits céréaliers : pain, pâtes, semoule…

Sport et grossesse

Ce n'est pas le moment de vous lancer à corps perdu dans n'importe quel sport : la prudence est de règle dès lors que vous êtes enceinte. Seule une activité physique approuvée par votre médecin sera envisagée. Si le sport vous est autorisé, choisissez une activité douce comme la marche (avec une cadence tout de même soutenue), la gymnastique ou la natation. 30 minutes de marche par jour sera un bon début si vous étiez sédentaire. Apprenez à respecter votre corps et à l'écouter. Et si la fatigue se fait rapidement sentir, levez le pied en diminuant le rythme et la fréquence.

Dois-je choisir des produits céréaliers raffinés ou complets ?

Choisissez-les complets car ce sont d'excellentes sources de fibres, de vitamines B et de magnésium. Mais alternez-les toutefois avec des produits raffinés comme de la baguette « de la veille » (son index glycémique est alors plus bas), car les fibres en trop grande quantité entravent l'assimilation des minéraux (calcium, magnésium...). Vous pouvez également choisir des produits intermédiaires comme du pain bis, un peu moins irritant pour les intestins.

POINT DE REPÈRE

- Du pain à chaque repas, surtout s'il n'y a pas d'autres féculents au menu.
- Un portion de pâtes, riz, boulgour... au moins 1 fois par jour.

Les fruits et légumes : un cocktail de vitamines

Les fruits et légumes frais vous fournissent un éventail de vitamines et minéraux dont des antioxydants (piégeurs de radicaux libres nocifs pour les cellules) comme la vitamine C ou A, de l'eau et peu de calories. Sans oublier leur apport en fibres indispensables pour améliorer un transit un peu capricieux.

Vous pouvez avoir recours à la cuisson pour faciliter la digestion des fibres mais fruits et légumes perdront leurs vitamines. Eh oui, les vitamines sont fragiles.

Pour préserver minéraux et vitamines, ne prolongez pas le séjour de vos fruits et légumes dans votre réfrigérateur et privilégiez les cuissons à la vapeur.

Pensez également aux légumes secs (aussi appelés légumineuses, comme les fèves ou les lentilles), fruits secs et oléagineux (amandes, noix…) pour leur richesse en protéines, fibres, minéraux et vitamines.

D'ailleurs, on conseille aux femmes enceintes de penser aux oléagineux riches en acide folique. Cependant, ils augmentent les risques d'allergie.

Qu'entend-on par 5 fruits et légumes par jour ?

En fait, c'est très simple. Il vous suffit de choisir 5 portions de fruits et légumes (3 portions de légumes et 2 de fruits par exemple). Mais ne mangez pas *que* des fruits ou *que* des légumes, il est important de varier. Voici quelques repères pour vous aider à déterminer ce qu'est « une portion ».

Une portion de légumes, c'est par exemple :

- 1 bol de potage
- ½ assiette de légumes cuits (150 g environ)
- 1 petite assiette à entrée de crudités (80 g environ)

Une portion de fruits, c'est par exemple :

- 1 fruit frais de taille moyenne (orange, pomme, poire, banane…)
- 2 petits fruits (2 kiwis, 2 clémentines, 2 abricots…)
- 1 ravier de fruits rouges (fraises, framboises…)
- 1 ravier de salade de fruits
- 1 verre de jus de fruits pressés sans sucre ajouté ou de 100 % pur jus de fruits
- 100 g de compote de fruits

Les faux amis :

- Les légumes de votre pizza
- Les rondelles d'oignons et de tomates d'un hamburger

- La rondelle de citron qui accompagne votre poisson
- Un cocktail de jus de fruits concentré

> POINT DE REPÈRE
>
> Au moins 5 fruits et légumes par jour :
> - 1 légume cru
> - + 1 à 2 portions de légumes cuits
> - + 2 ou 3 fruits (crus et cuits)

Je n'aime pas les légumes cuits ? Puis-je les consommer crus ?

Sachez que crus, ils apportent plus de vitamines que s'ils sont consommés cuits, encore faut-il les consommer rapidement après l'achat. En revanche ils sont moins digestes que s'ils subissaient une cuisson. Peut-être pouvez-vous envisager des compotes de fruits sans sucre ajouté à la place des légumes cuits ?

De bons corps gras, à consommer avec modération

Ce sont des fournisseurs d'énergie et de vitamines liposolubles (A, D, E, K). Il ne faut donc pas les supprimer de votre alimentation. Ils sont indispensables.

Qu'entendons-nous par corps gras ? Ce sont le beurre, le saindoux, la graisse d'oie, la crème fraîche… pour les corps gras animaux, et les huiles pour les graisses végétales.

LE BEURRE

Le beurre sera utilisé cru, étalé sur du pain ou en noisette sur les légumes cuits ou féculents et vous apportera de la vitamine A nécessaire pour la vision.

LES HUILES

Privilégiez les huiles végétales pour un apport adéquat en acides gras essentiels nécessaires au bon développement de votre bébé.

Mais lesquelles choisir ?

- *Pour les assaisonnements :* utilisez les huiles de colza, d'olive, de noix, de tournesol… et pour un bon apport en oméga 3, pourquoi ne pas mélanger à parts égales huile de colza et huile d'olive ?

- *Pour les cuissons :* l'huile d'olive, l'huile d'arachide, qui résistent bien à la chaleur.

> POINT DE REPÈRE
>
> 20 g de beurre cru et 2 cuillères à soupe d'huile par jour, et ce sera parfait !

Mieux vaut limiter les fritures, les sauces, les graisses de cuisson… chargées en mauvaise graisses saturées.

Sachez qu'il y a autant de lipides dans 12 g de beurre que dans 1 cuillère à soupe d'huile ou dans 30 g de crème fraîche.

Je n'aime pas cuisiner ; je consomme donc beaucoup de plats cuisinés mais lesquels choisir ?

Lisez attentivement les étiquettes. Soyez vigilante sur la teneur en lipides de ces plats et choisissez ceux affichant un taux inférieur à 15 % (soit 15 g de lipides pour 100 g).

Je limite le sucre et les produits sucrés (mais sans me priver)

Que de douceur sous cet intitulé ! Le sucre et les produits sucrés (miel, confiture, gelée, chocolat…) contiennent des glucides simples ; il convient de limiter ceux à index glycémique élevé, surtout si vous êtes sensible aux fluctuations de glycémie. Les glucides simples ne devront pas représenter plus de 10 % de votre apport énergétique total.

Préférez-leur des aliments contenant des glucides simples à index glycémique bas comme le chocolat noir.

Un excès de glucides simples à index glycémique élevé provoque après quelques heures une hypoglycémie, d'où une fatigue et des fringales qui reviennent au galop.

POINT DE REPÈRE

Une consommation raisonnable est de l'ordre de 20 à 30 g de sucre par jour (soit 4 à 6 morceaux n° 4) ou équivalent.
Ne dépassez pas les 50 g/jour.

N'hésitez pas à remplacer le sucre par du sucre de coco ou du sirop d'agave par exemple.

Ce sont des aliments réconfortants, il n'y a donc aucune raison de vous en priver, tout est dans la modération !

Édulcorants et grossesse

Il n'y a aucun intérêt pour une femme (enceinte ou non), qui suit une alimentation équilibrée et variée, de poids normal, à consommer des édulcorants.

Toutefois, si vous souhaitez limiter votre consommation de produits sucrés, misez sur le sirop d'agave, qui a un pouvoir sucrant supérieur à celui du sucre. Donc moins de glucides pour autant de goût !

Les boissons à privilégier… et les autres !

LES BOISSONS NON ALCOOLISÉES

L'eau est la seule boisson à consommer sans aucune restriction. Vous pouvez en boire à volonté, en privilégiant l'eau plate. Avant, pendant ou après les repas, peu importe. Le principal est de boire pour bien vous hydrater.

Mais attention à la qualité de l'eau du robinet qui change d'une région à l'autre. Elle peut contenir des nitrates, dont la consommation doit être limitée car ils sont nocifs pour le fœtus. Renseignez-vous auprès de votre mairie.

Pensez à boire davantage dans les situations suivantes

- Quand il faut chaud (période de canicule, voyage dans des pays chauds).
- Si votre maison est surchauffée.
- Si vous êtes fièvreuse.
- En cas de gastro-entérite.

Puis-je boire de l'eau aromatisée ?

Oui, à condition de faire attention à l'éventuelle présence de sucres qui n'apportent aucune calorie « utile ». Lisez attentivement les étiquettes. N'hésitez pas à glisser quelques feuilles de menthe bien lavées dans votre eau pour la parfumer sans calories !

POINT DE REPÈRE

De l'eau à volonté !

Peut-on boire des tisanes quand on est enceinte ?

Les tisanes du commerce peuvent être consommées sans problème sauf les tisanes et infusions « minceur ». En cas de doute, demandez conseil à votre pharmacien.

Privilégiez les tisanes à la camomille, au tilleul…

Les vertus des plantes

- La camomille a des vertus anti-inflammatoires, antispasmodiques et digestives. Elle agit également sur la nervosité et les insomnies.
- Le tilleul est antistress et facilite l'endormissement.
- La menthe et la verveine ont des vertus digestives.
- Le thym stimule l'appétit, apaise la toux, c'est un antiasthénique et antianémique.
- L'ortie est un tonique général.
- La sauge est efficace contre les maux de gorge et infections buccales.

Ce serait dommage de vous en priver !

Puis-je boire des jus de fruits ?

Côté jus de fruits, préférez les « 100 % pur jus » sans sucre ajouté qui contiennent uniquement le sucre du fruit.

LES BOISSONS À LIMITER : CELLES CONTENANT CAFÉINE OU THÉINE

Ai-je droit à mon café du matin ?

Aucun problème pour une tasse le matin. Mais il est prudent de limiter votre consommation de café lors de votre grossesse car la caféine (au même titre que l'alcool et le tabac) passe la barrière placentaire et peut exposer au risque de fausse couche (au-delà de 100 mg de caféine soit une tasse de 150 ml) ; limitez progressivement votre consommation si vous êtes accro au café au risque de voir apparaître des signes de sevrage comme des maux de tête, une somnolence…

Puis-je consommer du café décaféiné ?

Bien sûr.
Pour celles qui n'affectionnent pas le décaféiné et qui souhaitent diminuer progressivement leur consommation de café, commencez par le couper avec de l'eau (le diluer) ou choisissez du café instantané qui affiche un taux de caféine inférieur au café moulu.

Quelles sont les boissons qui contiennent de la caféine ?

Les boissons à base de cola et de guarana (boisson énergétique) contiennent également de la caféine.

Peut-on boire du thé pendant la grossesse ?

Le thé contient de la théine au même titre que le café contient de la caféine. Pendant votre grossesse, vous pouvez en consommer mais sans excès, à raison de 1 à 2 tasses au maximum par jour. Faites-le infuser longtemps et diluez-le car la grossesse vous rend plus sensible aux effets de la théine (sur le sommeil et le rythme cardiaque).

Rappelez-vous également que le thé est un excitant qui agit sur votre bébé et qu'il empêche l'absorption du fer.

Si vous êtes une grande adepte du thé, les thés déthéinés vous permettront de continuer à consommer votre boisson préférée sans prendre de risque. Sachez également que la théine se libère essentiellement pendant la première minute d'infusion. Si vous jetez l'eau et faites à nouveau infuser votre thé, il contiendra déjà beaucoup moins de théine.

J'OUBLIE L'ALCOOL PENDANT 9 MOIS !

Vous connaissez certainement les ravages que fait l'alcool sur un adulte, donc imaginez les dégâts que cela peut occasionner chez un bébé…

Même à petite dose, l'alcool ne fait pas bon ménage avec la grossesse ; il traverse le placenta pour passer du sang de la mère à celui de l'enfant et les conséquences fœtales peuvent être dramatiques. Pour vous donner une idée, si vous consommez de l'alcool, votre bébé affichera le même taux d'alcoolémie que vous. Malheureusement, beaucoup de femmes ne perçoivent pas l'impact de leur consommation sur l'enfant qu'elles portent.

Une grande consommation d'alcool peut entraîner un syndrome d'alcoolisme fœtal aux conséquences graves pour votre bébé, à savoir des malformations cranio-faciales, un retard de croissance, des troubles du comportement, un retard psychologique. Il a été clairement démontré que les risques de malformations (cardiaques ou génitales essentiellement) sont majeurs au cours du premier trimestre de grossesse, période de formation des organes. Mais cela ne signifie pas que les risques sont levés aux deuxième et troisième trimestres. L'alcool poursuit ses ravages et peut être responsable d'accouchement prématuré, d'un retard de croissance pré ou postnatal, de troubles du comportement et d'un déficit intellectuel.

C'est mon anniversaire, puis-je quand même prendre une coupe de champagne ?

Même si on sait que l'alcool est synonyme de convivialité, toute boisson alcoolisée est à proscrire. Occasionnellement (un demi-verre une fois au cours des 9 mois) ne devrait pas être dramatique, mais mieux vaut s'en passer totalement, cela évitera de prendre des risques. Optez plutôt pour un jus de fruits !

J'ai entendu dire que le placenta protégeait mon bébé des effets de l'alcool ?

Absolument pas. L'alcool traverse bien le placenta et se retrouve dans le liquide amniotique.

Je consomme de temps à autre de l'alcool quand je reçois des amis. J'ai peur que mon bébé soit atteint du syndrome d'alcoolisme fœtal. Les malformations sont-elles réversibles ?

Malheureusement, non. Sachez que les troubles apparaissent souvent des années après la naissance, par exemple lors de l'entrée en milieu scolaire (difficultés de concentration, d'apprentissage, troubles du comportement…). D'où la nécessité de l'abstinence !

Zéro alcool pendant la grossesse : c'est le seul mot d'ordre à retenir ! Si vous êtes dépendante de l'alcool, parlez-en au plus vite à votre médecin.

Combien de repas dois-je prendre par jour ?

Pendant la grossesse, il est recommandé de faire au moins quatre repas par jour à partir du deuxième trimestre. À savoir 3 repas principaux (petit déjeuner, déjeuner et dîner) et 1 collation voire 2 (une dans la matinée et une dans l'après-midi) en fin de grossesse.

POURQUOI EST-CE IMPORTANT DE FAIRE 3 REPAS ET DES COLLATIONS ?

Cela vous permet :

- de maintenir une ration énergétique suffisante ;
- de ne pas avoir de fringales entre les repas ;
- de fournir régulièrement du glucose nécessaire au fœtus sans provoquer de baisse de la glycémie (taux de sucre dans le sang) de la future maman, de mieux répartir l'apport énergétique.

Remarque : l'équilibre alimentaire ne se fait pas sur une journée mais sur la semaine. Donc pas besoin de culpabiliser si vous avez sauté le petit déjeuner ce matin !

MON PETIT DÉJEUNER, POUR BIEN DÉMARRER LA JOURNÉE

Après une nuit de jeûne où Bébé a continué à puiser dans vos réserves, prenez un bon petit déjeuner pour recharger vos batteries. Le jeûne est mal supporté pendant la grossesse.

Votre petit déjeuner sera composé de :

- 1 boisson (tisane ou thé léger) ;
- 1 bol de lait ou autre produit laitier (fromage ou laitage) ;
- pain ou autre produit céréalier (selon votre appétit) ;
- d'un fruit frais ou d'un fruit pressé ;
- un peu de sucre ou équivalent ;
- un peu de beurre frais.

Vous trouverez des idées variées de petits déjeuners p. 177.

Si vous prévoyez de déjeuner léger, mangez un peu plus au reveil.

Je ne prends jamais de petit déjeuner. Qu'est-ce que je risque ?

Sauter le petit déjeuner lorsqu'on est enceinte peut entraîner des hypoglycémies au cours de la matinée. Ce n'est donc pas conseillé. Prenez au moins un laitage et un quignon de pain ! Si vous n'arrivez vraiment pas à manger, glissez-les dans votre sac pour les consommer au travail (tout en respectant la chaîne du froid).

LE DÉJEUNER, POUR REPRENDRE DES FORCES

Le déjeuner est également indispensable pour ne pas vous retrouver en hypoglycémie et très fatiguée. Il sera composé de :

- 1 entrée de légumes crus ou cuits ;
- 1 portion de viande bien cuite ou de poisson ou 2 œufs durs ;
- 1 portion de légumes cuits ou de féculents en alternance ou d'une combinaison des deux (les féculents pouvant être remplacés par des légumes secs) ;
- 1 laitage ou 1 fromage ;
- 1 fruit cuit ou cru ;
- 1 ou 2 morceaux de pain (selon l'appétit) ;
- eau à volonté.

Reportez-vous à la p. 177 pour imaginer des déjeuners équilibrés.

Je déjeune au restaurant d'entreprise, que puis-je choisir ?

Généralement, un vaste choix de plats vous est offert ; vous pouvez donc aisément composer un déjeuner parfaitement équilibré.

En entrée, optez pour des crudités assaisonnées de vinaigrette.

En plat, une grillade bien cuite ou un poisson bien cuit également. Panachez les légumes cuits avec les féculents. Mangez du pain si vous n'aimez pas les féculents ou s'ils ne vous sont pas proposés.

En dessert, un fruit et/ou un laitage. Si vous n'avez la possibilité de n'en prendre qu'un seul, prenez dans l'après-midi celui que vous n'avez pas pris au déjeuner.

Je déjeune souvent sur le pouce !

Vous pouvez manger un sandwich jambon-fromage (fait maison si possible et non du commerce pour des raisons d'hygiène) avec un fruit, c'est parfaitement compatible avec un bon équilibre alimentaire. Veillez à consommer davantage de légumes cuits lors des repas suivants. Manger sur le pouce ne signifie pas manger debout ou en continuant à travailler. Obligez-vous à prendre le temps de faire une pause pour déjeuner.

Vous pouvez également opter pour une salade composée maison ou préparée à l'extérieur à condition d'être sûre d'être immunisée contre la toxoplasmose (voir p. 76).

LE DÎNER

Il ressemble au déjeuner dans sa structure mais sera composé en fonction de celui-ci. Si vous avez mangé un plat de féculents au déjeuner, prenez des légumes verts au dîner. Si vous avez pris du fromage au déjeuner, prenez un laitage le soir et inversement. Inspirez-vous des suggestions p. 177.

LES COLLATIONS, UNE PETITE PAUSE « GOURMANDE »

Si vous avez faim, prenez une collation en milieu de matinée et/ou une au cœur de l'après-midi. Il s'agit bien de goûters, seulement destinés à calmer la faim naissante et attendre le repas suivant.

Voici quelques exemples :

- Pain de petit épeautre et emmental (au lait pasteurisé)
- Pain aux céréales et chocolat noir
- 1 yaourt ou équivalent peu sucré (avec du sucre de coco par exemple), ou mieux, parfumé avec de la cannelle, de la menthe ou de la ciboulette
- 1 compote de fruits sans sucre ajouté
- 1 fruit (banane, pomme…)

Dois-je manger bio ?

Manger bio rassure. Pas de produit chimique de synthèse, d'hormones, d'additifs, de conservateurs, un goût vrai, une moindre pollution de l'environnement… Mais aucune étude ne montre une nette supériorité des produits issus de l'agriculture biologique sur le plan des vitamines et des minéraux.

Autrement dit, pour une future maman, moins son alimentation sera riche en pesticides, mieux ce sera mais ne comptez pas sur ces produits pour assurer des apports nutritionnels supérieurs aux produits non biologiques.

Listériose et autres maladies graves pour le fœtus : quels aliments éviter pour m'en prémunir ?

LA LISTÉRIOSE

Généralement, toutes les femmes enceintes en ont entendu parler.

Cette maladie est due à une bactérie appelée listéria monocytogène, dangereuse pour la santé de votre bébé. On retrouve ce germe dans les végétaux et la terre. L'infection se manifeste par un peu de toux, des maux de tête, de la fièvre, des douleurs musculaires ; autrement dit comme un syndrome grippal. Plusieurs jours, voire plusieurs semaines peuvent s'écouler avant l'apparition de ces symptômes.

Quelles sont les caractéristiques de cette bactérie ?

- Résistante au froid, elle peut se développer dans les aliments stockés au réfrigérateur et contaminer l'ensemble du réfrigérateur.
- Elle est détruite au cours de la cuisson et de la pasteurisation.

Vous devrez éliminer de votre alimentation certains aliments pouvant être porteurs de la bactérie et n'envisager que des aliments bien cuits.

Voir le tableau p. 78.

Pourquoi autant de vigilance ?

La maladie peut être transmise au fœtus par le placenta, même si la future mère ne se sent pas malade. Elle peut alors provoquer avortement, accouchement prématuré et, dans le plus grave des cas, un décès in utero. Elle peut même causer une septicémie chez le nouveau-né. Il ne faut donc prendre aucun risque. Il y va de la santé de votre bébé.

LA TOXOPLASMOSE

La toxoplasmose est une maladie infectieuse provoquée par un parasite appelé le toxoplasme (logé dans la viande, la terre et l'organisme du chat). En dehors de toute grossesse, c'est une maladie bénigne qui peut passer inaperçue ou se manifester tout juste par de la fièvre et de la fatigue ! Mais si elle est contractée pendant la grossesse, elle peut se révéler très dangereuse pour votre bébé.

C'est pourquoi on recherche (par une prise de sang), lors du premier examen de grossesse, si vous avez déjà contracté la maladie. Dans l'affirmative, vous n'avez aucun souci à vous faire, vous êtes immunisée et vous ne prenez aucun risque pour votre bébé. C'est souvent le cas chez les femmes qui ont vécu entourées de chats pendant leur enfance. Si vous n'êtes pas immunisée, pas de panique pour autant ! Il existe quelques précautions simples qui vous éviteront d'être contaminée pendant votre grossesse. Ce sont à peu près les mêmes que pour la listériose (voir le tableau en page suivante).

Quels sont les risques encourus ?

En début de grossesse, si le parasite parvient à traverser le placenta et infecter le fœtus, généralement l'œuf meurt, provoquant une fausse couche (au premier trimestre).

À partir du cinquième mois de grossesse, le placenta devient plus perméable. Si la maman n'est pas traitée en urgence, les conséquences peuvent être très graves : anomalies oculaires et/ou neurologiques chez le fœtus.

Au troisième trimestre, les conséquences sont moins graves mais la contamination est encore fréquente.

Ce que vous ne devez consommer sous aucun prétexte

- Le lait cru et les fromages au lait cru (croûtes fleuries comme le camembert, le brie mais aussi les chèvres frais, la feta ; croûtes lavées comme le munster, le pont-l'évêque). Seuls le lait stérilisé et les fromages pasteurisés auront votre faveur.
- Les fromages artisanaux.
- Les croûtes de fromages (car les bactéries s'y concentrent).
- La viande crue ou fumée, les viandes saignantes ou peu cuites surtout celles de mouton et de porc car elles sont plus souvent contaminées, les brochettes, les fondues bourguignonnes, les viandes cuites servies froides.
- Les rillettes, les pâtés, le foie gras mi-cuit, les produits en gelée.
- Le poisson cru ou fumé ; faites bien cuire le poisson (55 °C) et consommez-le dans les 48 heures après achat. Si vous avez vraiment envie de le manger cru, congelez-le au préalable pendant au moins 7 jours avant de le consommer (afin de tuer les germes) sinon adieu sushis !
- Les coquillages crus, les crustacés, le surimi, le tarama.
- Les œufs crus ou peu cuits (œufs sur le plat et omelette), les produits à base d'œufs crus (mayonnaise, sauces, crèmes).
- Les graines germées crues.
- Les fruits et légumes qui ne sont pas épluchés ni lavés.
- Pensez également aux framboises, mûres et autres fruits du jardin qui peuvent avoir été souillés par un animal.
- Les herbes aromatiques non lavées y compris celles que vous faites éventuellement pousser dans votre jardin ou sur votre terrasse.
- Les salades préparées à l'avance, de chez le traiteur, chez des amis.
- Les pâtisseries à la crème pâtissière.
- Les aliments mal conservés.

Attention, la chaleur accentue les proliférations des germes, soyez donc encore plus vigilante en été !

Mes réflexes contre les maladies infectieuses

- Avant toute chose, lavez-vous les mains plusieurs fois par jour, impérativement avant de préparer les repas et après manipulation des aliments crus comme la viande ou le poisson.
- Lavez-vous les mains après contact avec un chat, évitez également le contact avec les excréments et la litière du chat.
- Soyez vigilante quant à la rupture de la chaîne du froid.
- Respectez les températures de stockage et nettoyez votre réfrigérateur à l'eau de Javel une fois par semaine.
- Désinfectez régulièrement les ustensiles de cuisine et les plans de travail.
- Consommez rapidement les aliments après leur achat.
- Il est également recommandé de consommer rapidement les aliments préparés pour éviter une nouvelle contamination.
- Épluchez et lavez soigneusement les fruits et légumes crus.
- La viande sera bien cuite à cœur.
- Évitez les restes ; dans tous les cas, ne les gardez pas au-delà de 24 heures.
- Emballez hermétiquement tout aliment entamé.
- Le jambon blanc ne sera choisi qu'en préemballé.
- Respectez les dates limites de consommation (au moindre doute, jetez).
- Jardinez avec des gants et lavez-vous les mains après.

Dois-je être prendre des compléments alimentaires ?

On supplémente systématiquement les femmes enceintes, souvent pour rien. Si votre alimentation est bien équilibrée et suffisamment riche en minéraux et vitamines, elle doit normalement combler la plupart de vos besoins. Une supplémentation est donc inutile.

Cependant, la grossesse nécessite des besoins particuliers qu'il est parfois difficile de satisfaire, notamment en acide folique, vitamine D et fer. Dans ce cas, une supplémentation peut être une aide précieuse mais doit rester sous prescription médicale. Seules ces supplémentations médicamenteuses peuvent être utiles.

Attention aux comprimés et autres suppléments vendus dans les supermarchés. Ils peuvent être nocifs (très peu d'études) donc il est prudent de les déconseiller aux femmes enceintes.

C'est également le cas des produits dits « naturels » à base de plantes médicinales, qui ne sont pas nécessairement sans danger. Demandez toujours conseil à votre médecin avant d'en consommer.

En ce qui concerne les vitamines, attention, un surdosage de vitamine A peut provoquer des malformations chez votre bébé. Donc pas de compléments en vitamine A pour le bien-être de Bébé ; prévenez votre médecin si vous en consommez.

Que manger en période de fêtes ?

Entre foie gras, fruits de mer, champagne, chocolat… qui n'est pas tenté ? Mais vous êtes enceinte, il va alors falloir déjouer les pièges des tables de fêtes.

Avant les festivités, mangez équilibré, ne dérogez pas à votre règle. Au moment des agapes pantagruéliques, voici comment vous en sortir :

- À l'apéritif, résistez aux bulles de champagne et tournez-vous vers un jus de fruits, un jus de tomates ou éventuellement un cocktail de jus de fruits (mais sans alcool). Pour les plus raisonnables, une eau pétillante avec une rondelle de citron. Pas trop de petits gâteaux apéritifs ! Abstenez-vous devant les toasts au saumon, œufs de lump, tarama… Ne cédez pas à la tentation. Si les verrines sont de la fête, assurez-vous de leur composition ! Faites-vous plaisir avec des légumes crus (bâtonnets de carotte, tomates cerises), des fruits secs et oléagineux.
- Après le piège de l'apéritif, vous voici à l'entrée. Après avoir écarté les fruits de mer et le saumon fumé, le foie gras vous fait les yeux doux, mais attention il doit être cuit et non mi-cuit ; vous pouvez également consommer

langouste et crevettes mais elles doivent être bien cuites.

- En plat, la traditionnelle dinde aux marrons aura votre respect. Vous pouvez aussi jouer la variante du poisson (bar ou saumon frais d'élevage).
- Exit le plateau de fromages sauf si vous en trouvez un au lait pasteurisé.
- En dessert, la bûche pâtissière devra céder sa place à la bûche glacée qui, elle, ne contient pas d'œufs crus.
- Côté mignardises, fruits oléagineux (amandes, noisettes...), chocolats… en quantités très raisonnables et avec un décaféiné. Une tisane digestive sera aussi la bienvenue !

Et le futur papa dans tout ça ?

Votre femme est au centre du monde mais ne vous négligez pas pour autant. Pour votre bien-être, pour affronter le grand marathon des mois à venir et au moins par esprit de solidarité, vous pourriez profiter de cette période pour reprendre votre alimentation en main.

Si vous êtes fumeur, profitez-en pour arrêter, ou au moins ralentir fortement et fumez sur le balcon !

Il faut quasiment envisager un régime de sportif, préparez-vous physiquement et mentalement pour tout gérer de front.

Les grands principes :

- Des aliments riches en protéines pour conserver la forme et éviter la fonte musculaire.
- Du pain et/ou des féculents à chaque repas ; c'est indispensable pour éviter les baisses de régime et recharger les réserves.
- Faites le plein de fruits et légumes frais.
- Choisissez des graisses de bonne qualité comme l'huile de colza ou l'huile de noix.
- Buvez beaucoup d'eau pour vous hydrater et éliminer les déchets et toxines.

Comme la maman à quelques détails près !

MÉMO
Pour une future maman en pleine forme et un bébé à venir en bonne santé

Mangez deux fois mieux (et non deux fois plus !) en ayant une alimentation équilibrée, variée et diversifiée.

- Faites 3 repas par jour et 1 ou 2 collations.
- Ne sautez pas de repas et ne négligez pas le petit déjeuner.
- Succombez à vos petites envies sans glisser vers le grignotage ; grignotez « intelligent ».
- Mangez lentement et dans le calme.
- Ne supprimez pas les graisses de votre alimentation, mais privilégiez les corps gras riches en acides gras essentiels.
- Ne supprimez pas le sel, mais ayez la main légère.
- Hydratez-vous bien en buvant au moins 1,5 litre d'eau par jour.
- Abstenez-vous complètement de boire de l'alcool.
- Jetez vos paquets de cigarette, consultez un médecin tabacologue si nécessaire et évitez les lieux enfumés.
- Ne prenez pas de médicaments ou de compléments alimentaires sans avis médical.
- Ne suivez pas de régime sans avis médical et encore moins de jeûne.
- Ne faites pas de sport à haute dose sans avis médical.

- Ne vous exposez pas au soleil sans protection sous prétexte de faire le plein de vitamine D. Vous risquez de vilaines taches sur votre peau (le fameux « masque de grossesse »).
- Lisez bien les étiquettes et évitez les aliments contenant des conservateurs ou colorants artificiels.
- Adoptez de bons réflexes d'hygiène alimentaire pour prévenir les toxi-infections alimentaires et évitez les aliments déconseillés.

Prenez tout de même de la distance par rapport à votre alimentation, cela ne doit pas vous angoisser ou peser sur votre moral !

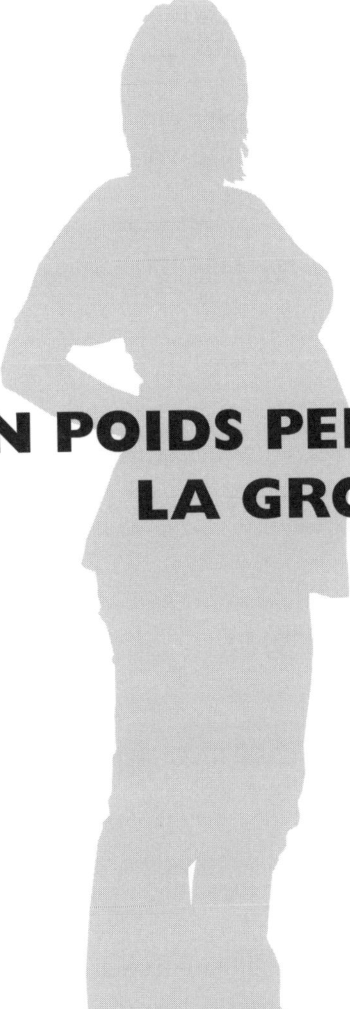

4

MON POIDS PENDANT LA GROSSESSE

Quel bonheur d'être enceinte ! Mais que de questions et en particulier au sujet de votre poids. C'est pour la plupart d'entre vous la grande question de la grossesse. Combien vais-je prendre de kilos ? Où vont-ils se loger ? Vais-je les perdre après avoir accouché ?

Beaucoup d'interrogations face à votre poids donc…

Y a-t-il une prise de poids idéale ?

Vous n'échapperez pas à la prise de poids pendant la grossesse et c'est tout à fait normal. Ce sont des kilos utiles même si c'est l'aspect le moins réjouissant de la grossesse pour la plupart des femmes. Votre organisme a besoin de faire des réserves et une bonne partie est stockée au début de la grossesse sous forme de graisses, sous l'influence des hormones produites pendant ces neufs mois. Ces réserves seront ensuite mobilisées en fin de grossesse pour assurer la croissance fœtale qui se fait plus rapide.

Cependant, il n'y a pas de prise de poids idéale identique pour toutes les femmes. On peut seulement avancer une moyenne : de 9 à 12 kg pour garantir un développement normal du fœtus. Mais ce qui joue également, c'est le poids de votre bébé.

Pour avoir une idée un peu plus précise de votre prise de poids idéale, il faut aussi s'intéresser à la corpulence que vous aviez avant d'être enceinte. Pour cela, on se réfère à votre indice de masse corporelle (IMC) avant votre grossesse. Rien ne sert de le calculer pendant la grossesse, cet indice ne s'applique pas aux femmes enceintes.

Comment calculer mon IMC ?

Il suffit d'utiliser la formule suivante :

IMC = poids avant grossesse en kg / (taille en mètre)^2

Prenons un cas concret : vous pesez 53 kg pour 1,60 m.

Votre IMC est alors de : 53 / 2,36 = 20,7

Interpréter votre IMC

- Moins de 16,5 : dénutrition
- De 16,5 à 18,5 : maigreur
- De 18,5 à 25 : corpulence normale
- De 25 à 30 : surpoids
- Au-dessus de 30 : obésité

Attention : cet indice ne s'applique pas aux enfants, aux sportifs de haut niveau et aux femmes pendant leur grossesse.

Quelle est alors la prise de poids recommandée pendant la grossesse ?

Globalement, plus une femme est en surpoids, moins elle devra prendre de kilos lors de sa grossesse.

IMC au moment de la conception	Poids à prendre (en kg) sur 9 mois
< 18,5	12,5 à 16 kg
Entre 18,5 et 25	11,5 à 16 kg
Entre 25 et 30	7 à 11,5 kg
Entre 30 et 35	6 à 10 kg

Ces valeurs sont données à titre indicatif. Elles n'excluent pas l'estimation de la prise de poids avec votre médecin.

Aussi, si vous êtes petite, la prise de poids pourra être moins importante que pour une femme grande.

Mais attention, la grossesse ne doit pas être une excuse pour prendre 20 kg !

Sachez qu'une prise de poids excessive expose à l'hypertension artérielle ou à un diabète gestationnel et peut entraîner des complications obstétricales (risque de naissance par césarienne), et une augmentation de la mortalité périnatale. Après l'accouchement vous risquez une surcharge pondérale, augmentant ainsi le risque ultérieur d'obésité. A fortiori, une prise de poids insuffisante n'est pas non plus une bonne chose pour vous et votre futur bébé dont la croissance risque d'être perturbée. Recherchez donc le gain de poids idéal !

La nature est bien faite !

Si vous avez tendance à être maigre ou si vous vous alimentez mal, votre métabolisme de base diminue et votre corps dépense moins de calories. Tout est fait pour épargner votre bébé. Cependant, si vos apports énergétiques sont vraiment insuffisants (moins de 1 600 calories par jour) la croissance du fœtus est alors mise en jeu. Vous risquez de mettre au monde un enfant hypotrophique (maigre et pas suffisamment developpé).

Si vous êtes une bonne mangeuse et que vous présentez une surcharge pondérale avant la conception, votre métabolisme de base s'adapte en augmentant ses dépenses énergétiques et vous mettez moins de graisses en réserves.

Cependant, veillez à ne pas prendre trop de poids afin de limiter les risques d'hypertension artérielle gravidique, de diabète gestationnel, de mettre au monde un bébé trop gros. D'autant plus que les kilos emmagasinés seront difficiles à perdre !

Quand dois-je prendre ces kilos ?

Au premier trimestre, la prise de poids est faible voire inexistante. Celles qui présentent des nausées peuvent même perdre 1 ou 2 kg.

Il est souhaitable de prendre régulièrement du poids à partir du quatrième mois de votre grossesse en sachant que la prise de poids sera accentuée en fin de grossesse afin de répondre aux besoins de croissance du fœtus.

Dois-je faire surveiller ma prise de poids ?

Oui, tout au long de la grossesse. Cette surveillance vous permet d'éviter une prise de poids excessive, voire un diabète gestationnel, ou inversement.

Une prise de poids régulière est le garant d'une croissance harmonieuse de votre bébé.

Cette surveillance s'effectuera au moins 2 fois par mois, le matin à jeun et toujours sur la même balance donc toujours dans les mêmes conditions.

La balance fera partie de votre grossesse mais surtout n'en faites pas une obsession. 2 fois par mois, c'est largement suffisant !

POINT DE REPÈRE CONCERNANT LE POIDS DE BÉBÉ

Le poids idéal de naissance se situe entre 3 et 4 kg. Un état nutritionnel satisfaisant à la naissance pourrait contribuer à la prévention des maladies cardio-vasculaires, de surcharge pondérale ou encore de diabète à l'âge adulte.

J'ai tendance à grossir, dois-je suivre un régime ?

La prise ou la reprise de bonnes habitudes alimentaires peuvent suffire à ne pas prendre trop de kilos pendant la grossesse si vous êtes déjà en surcharge pondérale. Toutefois il ne faut pas que cela devienne une obsession.

Le seul régime qui peut être autorisé par votre médecin est celui en cas de diabète gestationnel (voir p. 142) et celui… que vous suivrez après votre accouchement si nécessaire !

Puis-je continuer mon régime hypocalorique pendant ma grossesse ?

Ce type de régime n'est pas compatible avec la grossesse. Vous êtes désireuse de prendre un minimum de poids, c'est légitime et votre médecin doit y prêter attention, mais il ne faut pas tomber dans l'extrême. Suivre un régime trop restrictif pendant votre grossesse ou votre allaitement est très dangereux car il y va de la santé de votre bébé (un trop petit poids de naissance et risque de prématurité). Si vous avez des carences alimentaires, celles-ci peuvent parfois être responsables de complications pour vous et votre bébé. Donc pas de restrictions nutritionnelles non contrôlées, suivies de votre proche chef. Prenez toujours l'avis de votre médecin.

Reprenez une alimentation « normale » avec au moins 3 repas par jour et 1 collation. Si vous ne voulez et/ou ne pouvez pas manger beaucoup à chaque repas, fractionnez vos repas et prenez une collation supplémentaire bien composée.

J'ai du cholestérol. Que faire ?

Il ne faut pas vous alarmer car une augmentation du cholestérol sanguin est un phénomène physiologique lors d'une grossesse qui ne présente aucun danger car il est peu influencé par l'alimentation. Il n'est donc nul besoin, sauf exception, de mettre en place un régime particulier. Si votre médecin ne s'inquiète pas, c'est que tout va bien !

5

DES SOLUTIONS POUR TOUS LES PETITS SOUCIS DE MA GROSSESSE

Les nausées : pas d'inquiétude, c'est temporaire !

Parmi les troubles les plus fréquents, fort peu agréables et qui entravent votre vie quotidienne et familiale : les fameuses nausées. Elles sont généralement l'apanage du premier trimestre de la grossesse (débutant entre la 4e et la 6e semaines de grossesse), parfois même du deuxième et disparaissent ensuite. Mais rassurez-vous, c'est un désagrément tout à fait normal. Certaines femmes font exception à la règle et ont des nausées qui perdurent pendant toute leur grossesse. D'autres seront épargnées. Gardez à l'esprit que chaque grossesse est différente !

Quand apparaissent-elles dans la journée ?

Les nausées sont bien souvent matinales, au moment où votre organisme se met en route mais vous pouvez également en avoir dans la journée. Profitez alors des moments de répit pour vous alimenter.

Peut-on les prévenir ?

Malheureusement non. Cependant, certaines étant provoquées par les odeurs ou la vue de certains aliments ou boissons, comme le café, il est alors judicieux d'éviter les incriminés !

Quelle est la cause des nausées et des vomissements ?

En début de grossesse, vous subissez un réel bouleversement hormonal et les nausées seraient probablement provoquées par une hormone sécrétée par le placenta, l'HCG ou bêta-HCG (gonadotrophine chorionique). Souvenez-vous, c'est l'hormone que l'on recherche dans le sang ou les urines pour confirmer une grossesse.

Une autre hypothèse est avancée : l'odorat de la femme enceinte étant particulièrement développé, la moindre odeur peut se traduire par des nausées voire des vomissements.

Que faire en cas de nausées ?

Au risque de vous décevoir, il n'y a pas de remède miraculeux. Seul le temps semble être votre allié !

Essayez autant que possible de gérer les nausées sans traitement médicamenteux tant qu'elles restent supportables.

Petites astuces pour soulager vos nausées

- Fractionnez votre alimentation le plus possible sans pour autant tomber dans le grignotage. Surtout si les nausées s'ensuivent de vomissements. Optez pour des petits repas plutôt que pour de gros repas. Essayez : 3 repas légers par jour, 1 collation dans la matinée, 1 collation dans l'après-midi.
- Ne vous forcez pas à manger, mangez selon vos envies : faites-vous plaisir.
- Prenez votre petit déjeuner au lit.
- Choisissez de préférence des aliments qui vont vous apporter des glucides complexes (pain, céréales, pâtes…) pour une meilleure répartition de l'énergie sur la journée.
- Les plats froids dégagent moins d'odeur que les plats chauds : essayez !
- Évitez les aliments à goût fort comme les choux, les plats épicés.
- Évitez les aliments riches en graisses, les fritures.
- Fuyez les odeurs de cuisson et de cigarette.
- Optez pour des tisanes plutôt que du thé ou du café.
- L'eau gazeuse aura votre préférence pour soulager les nausées ; buvez souvent en petites quantités ; le Coca Cola a également ses adeptes, mais n'en abusez pas.
- Pas de lever brutal, prenez votre temps.
- Aérez-vous le plus possible, respirez profondément.
- Luttez contre le stress car il accentue les nausées.

Vous pouvez également opter pour les petits trucs de grand-mère :

- Le gingembre consommé avec modération apaiserait les nausées et ce n'est pas l'OMS (Organisation mondiale de la santé) qui vous dira le contraire !
- Essayez une infusion de menthe poivrée.

→

- Le jus de citron dans de l'eau chaude serait également très efficace.
- Le vinaigre de cidre est reconnu pour ses vertus digestives à raison de 1 ou 2 cuillères à soupe dans un verre d'eau chaude, à consommer 2 fois par jour.
- Le jus d'un demi-citron dans un verre d'eau chaude avec une pincée de gingembre râpé et 1 cuillère à café de miel.

Je travaille, que puis-je emporter ?

Emportez une compote à boire, une petite bouteille d'eau gazeuse ou encore quelques biscuits secs.

Pourquoi ne pas tester un petit remède mentholé ? Ayez des mouchoirs mentholés dans la poche car la menthe est réputée antinausée.

Si vous consommez votre repas sur votre lieu de travail : emportez un repas le plus simple possible sans matière grasse, sans sauce. Vous choisirez la même chose si vous déjeunez au restaurant d'entreprise.

Que faire si les nausées durent toute la journée ?

En dernier recours, surtout si les nausées sont tenaces et s'accompagnent fréquemment de vomissements, n'hésitez pas à en parler à votre médecin afin qu'il vous prescrive un traitement antinausée.

Les nausées et vomissements augmentent le risque de caries dentaires en favorisant les prises alimentaires fractionnées, le plus souvent sucrées. Pensez alors à vous brosser les dents avec un dentifrice fluoré après chaque collation.

Les nausées sont-elles dangereuses pour moi et mon bébé ?

Les nausées ne sont dangereuses ni pour vous ni pour votre enfant si elles ne s'éternisent pas.

Mais lorsque les nausées et les vomissements sont fréquents voire permanents, vous devez impérativement consulter votre médecin.

Les brûlures d'estomac : les solutions existent !

Les brûlures d'estomac et remontées acides dans l'œsophage (pyrosis) sont des désagréments malheureusement très fréquents au cours de la grossesse. Elles sont alors volontiers nocturnes et deviennent vite incommodantes.

Pourquoi ai-je ces brûlures d'estomac ?

Tout simplement parce que le fœtus comprime l'estomac et que la digestion devient alors plus difficile. Sans oublier l'imprégnation hormonale de la grossesse qui peut perturber les fonctions digestives. Votre médecin traitant peut alors vous soulager en vous prescrivant un traitement adapté.

Pour atténuer les aigreurs, voici quelques astuces

- Faites des repas légers et fractionnez-les (3 repas et 1 ou 2 collations).
- Mangez lentement et dans le calme.
- Détendez-vous après le repas.
- Évitez de consommer des aliments acides comme le vinaigre, les cornichons, le citron, des plats trop épicés qui exacerbent les brûlures.
- Évitez les boissons excitantes comme le café, le thé…

→

- Oubliez pendant quelque temps les sodas et autres boissons gazeuses sauf l'eau de Vichy qui calme momentanément les brûlures.
- Buvez plutôt en dehors des repas.
- Évitez les fibres végétales irritantes contenues par exemple dans les poireaux, les asperges…
- Abstenez-vous de faire un repas de fête le soir.
- Évitez de vous allonger immédiatement après votre repas.
- Rangez au placard vos vêtements serrés ; mettez-vous à l'aise en portant des vêtements amples.
- Au moment d'aller vous coucher, n'optez pas pour une position complètement allongée, surélevez-vous à l'aide d'un coussin dans le dos (position semi-assise).
- Petit truc de grand-mère : mâcher une feuille de sauge permettrait de calmer le reflux gastro-œsophagien.

Est-ce qu'elles vont disparaître après l'accouchement ?

Oui, le pyrosis (brûlures dues à un reflux gastro-œsophagien) disparaît après l'accouchement. Quel soulagement !

Fringales, envies étranges ou dégoûts… les grands mystères de la grossesse !

J'ai toujours faim. Comment puis-je faire pour avoir moins de fringales ?

Le mieux pour les éviter est d'apprendre à manger lentement, dans le calme et surtout en mâchant. Deuxièmement, faites des repas et des collations suffisamment rassasiantes. Résistez au grignotage !

J'ai des envies de fraises ! Faut-il y céder ?

Il faut faire comprendre à votre entourage que les envies ne sont pas des caprices. Elles sont vraiment générées par un besoin physiologique que vous vous devez de satisfaire. Elles sont d'ailleurs variables d'une femme à l'autre. N'ayez donc aucun préjugé à succomber à l'aliment convoité s'il s'agit d'une envie isolée.

Cependant vos envies ne doivent pas être démesurées. Ainsi vous pouvez consommer un ou deux carrés de chocolat par jour, mais au-delà ce n'est plus très raisonnable ! Essayez de trouver des compromis si cela vous paraît insurmontable :

vous avez envie de crème glacée, optez plutôt pour un sorbet ; une crème dessert vous tente, troquez-la contre un yaourt… Parfois cela suffit pour calmer votre envie !

J'ai un dégoût soudain pour la viande. Est-ce normal ?

Rassurez-vous, c'est monnaie courante chez les femmes enceintes. La responsabilité en incomberait, entre autres, aux grands changements hormonaux. Ceux-ci induiraient une hypersensibilité du goût et de l'olfaction.

Si vous éprouvez un dégoût pour la viande, il faut que votre entourage le respecte autant que les envies ; vous pouvez sans souci vous tourner vers d'autres produits équivalents comme les œufs, le poisson, le lait ou les produits laitiers, qui vous apporteront également des protéines en quantité suffisante. L'objectif est de ne pas vous retrouver en état de carence. Pour cela, jouez sur les équivalences alimentaires (disséminées au long de cet ouvrage).

Les ballonnements : pas de panique !

Les ballonnements sont dus à la fermentation intestinale. Donc les conseils préconisés pour les nausées s'appliquent également ici (voir p. 98). Rappelons les principaux : mangez lentement, en mastiquant, fractionnez vos repas, évitez les boissons gazeuses, les aliments qui fermentent comme les choux, les légumes secs…

La constipation : quelques bons réflexes pour l'éviter

La constipation, très fréquente chez la femme enceinte, allonge la liste des troubles.

Qu'entendons-nous par constipation ? Elle se définit par un nombre de selles inférieur à trois par semaine, souvent dû à un ralentissement du transit du bol alimentaire dans le tube digestif. Elle s'accompagne parfois de ballonnements, de douleurs abdominales…

Pourquoi suis-je confrontée à la constipation depuis que je suis enceinte ?

Il y a plusieurs raisons à cela. Primo, les hormones de la grossesse favorisent le ralentissement du transit intestinal. Deuzio, votre état vous oblige progressivement à réduire vos activités sportives et vos déplacements. Tertio, peut-être n'êtes-vous pas adepte des aliments riches en fibres comme les fruits et légumes. Dernier point et pas des moindres, Bébé est là et il se fait une joie de comprimer vos intestins. Le tout combiné est à l'origine de la constipation.

Comment puis-je lutter contre la constipation ?

Pour l'éviter, voici quelques conseils simples :

- Consommez régulièrement des aliments riches en fibres (pain complet ou aux céréales, riz complet, légumes secs, fruits et légumes...).
- Buvez beaucoup d'eau (au moins 1,5 litre par jour) notamment riche en magnésium (exemple : Hépar), surtout entre les repas.
- Faites un peu d'exercice : la marche, la natation sont excellentes pour lutter contre la paresse intestinale. Idéalement une demi-heure de marche tous les jours.
- Évitez les médicaments comme les laxatifs agressifs.
- Abandonnez les plats épicés pendant votre grossesse.
- Pensez aux probiotiques contenus dans les yaourts qui contribuent à régulariser la flore intestinale.
- Adoptez la zen attitude car l'anxiété aggrave la constipation.

Pourquoi est-il important de lutter contre la constipation ?

C'est important car la constipation augmente le risque d'infection urinaire. Mais adoptez les conseils ci-dessus et tout rentrera dans l'ordre.

Un mot sur la diarrhée

C'est loin d'être agréable mais heureusement, la diarrhée est généralement peu fréquente. Si elle est occasionnelle et de courte durée, rassurez-vous, ce n'est pas grave du tout. Pour la traiter et éviter la déshydratation, buvez beaucoup d'eau (idéalement riche en minéraux comme l'Hépar ou la Contrex). Et au menu : carottes cuites, riz, banane, et exceptionnellement, un peu plus de sel (pour éviter la déshydratation toujours). Si la diarrhée se poursuit plus de 2 jours, consultez votre médecin.

L'anémie : une carence en fer très courante chez les femmes

L'anémie est souvent due à un déficit en fer (anémie ferriprive) ou en acide folique. Avant d'être enceinte, vous étiez déjà peut-être anémiée et la grossesse va aggraver votre cas puisque les besoins en fer sont nettement accrus pendant cette période. Eh oui, Bébé puise dans vos réserves ! Si ces dernières sont insuffisantes, vous vous retrouvez vite anémiée.

L'anémie se manifeste si votre sang ne contient pas assez d'hémoglobine, pigment des globules rouges qui intervient dans le transport de l'oxygène des poumons vers le reste du corps.

Parmi les personnes à risques : les adolescentes, les femmes ayant des grossesses rapprochées, celles qui attendent des jumeaux.

L'anémie est généralement découverte lors d'une prise de sang (hémoglobine inférieure à 10 g/l chez la femme).

Quels sont les signes de l'anémie ?

Elle se caractérise par des céphalées (maux de tête), une fatigue anormale, des vertiges, de l'irritabilité… voire des essoufflements et des palpitations lorsqu'elle est importante. Souvent, il n'y a aucun symptôme.

Quels sont les risques d'une anémie pour une femme enceinte ?

Les risques ne sont pas anodins. En effet, vous pouvez accoucher prématurément, mettre au monde un bébé de faible poids ou, dans un cas extrême, risquer une mort fœtale. Donc l'anémie n'est pas à prendre à la légère, si bénigne soit-elle !

Que peut-on faire ?

Une prescription médicale de fer et d'acide folique s'impose (sous forme d'ampoule ou comprimés). Attention : il n'est pas anodin de prendre des comprimés de fer sans en parler à votre médecin traitant. Pas d'automédication pendant votre grossesse car certains suppléments ou médicaments peuvent se révéler dangereux pour votre bébé.

Cela ne vous dispense pas pour autant de consommer des aliments riches en fer comme les œufs, la viande rouge ou encore des lentilles, du cresson… Sachez toutefois que l'organisme ne retient qu'une petite quantité de fer contenu dans les aliments et qu'il assimile nettement mieux celui d'origine animale.

Conseils pour augmenter l'absorption du fer

- Consommez pendant le même repas des aliments contenant du fer animal et du fer végétal comme un steak bien cuit avec une assiette d'épinards.
- Consommez des aliments riches en vitamine C en même temps que des aliments riches en fer : ouvrez-vous l'appétit avec une orange pressée !
- Évitez de consommer des aliments qui gênent l'absorption du fer ; c'est le cas du thé ou du café. Consommez-les plutôt en dehors de repas. Autre ennemi du fer : les fibres.
- Privilégiez une batterie de cuisine en fonte pour faire cuire vos aliments.

Voir aussi les informations sur le fer p. 155.

Quels sont les facteurs favorisant l'anémie ?

- Une alimentation pauvre en fer (diètes, végétarisme).
- Une consommation fréquente de thé et café.
- Des dons de sang très fréquents (trois ou plus par année).
- Des besoins augmentés pendant la grossesse ce qui accentue le déficit en fer.
- Des pertes de sang liées aux menstruations (en dehors de la grossesse).
- Les pertes de sang au moment de l'accouchement.
- Certains médicaments comme l'aspirine et les anti-inflammatoires en prise prolongée.
- Peu de consommation de viande.

Les crampes, un symptôme très courant

Volontiers nocturnes, intenses et désagréables, les crampes vous raidissent surtout les muscles du pied ou du mollet. Elles sont fréquentes en fin de grossesse et peuvent être dues à un problème circulatoire (le fœtus exerce une pression sur la veine cave) ou à un manque de vitamine B, calcium, magnésium ou potassium. Parfois, il s'agit d'une combinaison de plusieurs facteurs.

Que faire ?

Pensez aux compléments de vitamine B, calcium, magnésium et potassium (les eaux Hépar ou Contrex sont particulièrement riches en minéraux). Mais quand une crampe survient, la première chose à faire est d'étirer votre muscle. Dans le cas du pied, redressez-le à la perpendiculaire (prenez vos orteils et tirez-les vers vous). En cas de crampe au mollet, massez-le de bas en haut.

Dans un deuxième temps, surélevez les pieds du lit, de manière à ce que vos jambes soient en extension ; cela favorisera la circulation veineuse.

Petit conseil : étirez régulièrement vos muscles dans la journée et le soir avant de vous coucher.

Les varices : pas de panique !

C'est l'apanage de la fin de la grossesse. Rassurez-vous, c'est en général transitoire ! Elles disparaissent souvent après l'accouchement.

Comment limiter le risque de varices ?

- Évitez la station debout de façon prolongée.
- Rangez au placard les talons hauts (vous les ressortirez après avoir accouché), ne portez pas de vêtements trop serrés (chaussettes ou collants trop étroits).
- Massez-vous les jambes.
- Marchez régulièrement pour faciliter la circulation sanguine.
- Évitez d'exposer vos jambes à la chaleur ou de prendre des bains ou douches trop chauds.
- Pensez à surélever les pieds de votre lit.
- Si cela ne suffit pas, votre médecin peut être amené à vous prescrire des bas de contention ou une crème décongestionnante.

Sachez que la prise de poids est un facteur aggravant !

Les insomnies… dédramatisez !

Vous êtes très souvent influencée par ce que vous lisez, entendez, le moindre symptôme est sujet à questionnement… tout devient une source d'angoisse, de craintes. Votre sommeil est alors perturbé et l'insomnie guette !

Il n'y a malheureusement rien à faire si ce n'est de dédramatiser la situation, d'en parler à votre entourage ou à votre médecin. Faites la part des choses et ne vous laissez pas influencer par les expériences négatives des autres. Vous êtes unique !

Plan anti-insomnies

- Respirez profondément, calmement aussi souvent que possible.
- Bannissez les boissons excitantes ; optez plutôt pour la camomille avec un trait d'eau de fleur d'oranger.
- Pensez au verre de lait chaud qui facilite l'endormissement le soir au coucher.

Une forme pas très olympique ?

Tout le temps fatiguée…
Quelles sont les causes de cette fatigue ?

- Au premier trimestre, la fatigue peut être due essentiellement au bouleversement hormonal de la grossesse.
- Au troisième trimestre, le poids de Bébé est souvent à l'origine de votre fatigue ; votre corps est mis à rude épreuve.
- L'anémie est également source de fatigue chronique.

Si la fatigue est importante, n'hésitez pas à consulter votre médecin.

Plan antifatigue

- Reposez-vous le plus souvent possible ; ne refusez pas une petite sieste si l'envie de dormir se fait sentir.
- Chouchoutez-vous.
- Surélevez le plus souvent possible vos pieds pour chasser la fatigue du piétinement.
- Alimentez-vous sainement, de manière équilibrée, ne sautez pas de repas.
- Privilégiez les aliments riches en fer et en vitamines (C, acide folique en particulier).
- Optez pour une activité physique légère (promener le chien…).
- Levez le pied sur les tâches quotidiennes (les courses, le ménage…). Faites-vous aider !

MÉMO

Mes conseils alimentaires pour limiter les petits soucis de la grossesse

- Pour vous soulager des nausées et vomissements, fractionnez votre alimentation.
- Contre les aigreurs, évitez les aliments acides et épicés.
- Privilégiez les glucides complexes car ils apportent de l'énergie à la mère et au fœtus et une bonne satiété d'un repas à l'autre. Ils aident à limiter les fringales et les grignotages.
- Contre les ballonnements, évitez les boissons gazeuses, les choux et autres aliments fermentescibles.
- Contre la constipation : buvez beaucoup d'eau, des tisanes, du bouillon et augmentez les fibres (produits céréaliers complets, légumes secs, légumes verts cuits).
- Augmentez les aliments riches en fer et associez-les à des aliments riches en vitamine C pour une meilleure assimilation (voir tableau p. 230).
- Contre les crampes : un petit cocktail d'aliments riches en calcium, magnésium, potassium.
- Contre les œdèmes, limitez les aliments riches en sel (produits industriels salés, chips, conserves).
- Fatiguée ? De la vitamine C et du repos.

La table ne doit plus être pour vous un lieu de méfiance mais seulement celui du plaisir !

6

QUELQUES SITUATIONS PARTICULIÈRES

Vous êtes végétarienne ? Diabétique ? Ou encore, enceinte de jumeaux ? Retrouvez ici quelques cas particuliers avec des conseils sur mesure.

Grossesses multiples ou grossesses rapprochées

Jumeaux, triplés… ils sont de plus en plus nombreux grâce aux progrès de la médecine, mais il est bien évident qu'une surveillance médicale étroite doit être mise en place avec une attention toute particulière sur votre poids et sur la courbe staturo-pondérale de vos futurs bébés. Il ne faut pas perdre de vue les risques accrus de prématurité et les risques d'hypertension. La nutrition est un élément clé.

Quand vous êtes enceinte, vous ne devez pas manger deux fois plus mais deux fois mieux. Et dans le cas d'une grossesse multiple, c'est la même chose. Les apports nutritionnels en calories, fer et vitamines seront légèrement augmentés, sous avis médical.

Les apports nutritionnels en protéines sont portés à 90 g par jour pour une grossesse gémellaire.

Dans le cas d'une grossesse gémellaire, il faut compter un supplément de 3 à 4 kg par rapport à la prise de poids moyenne pour une grossesse « classique ».

Dans le cas d'une grossesse multiple (trois ou plus…), ce supplément sera de 4 à 8 kg pour donner naissance à des bébés en bonne santé. Mais il n'y a pas vraiment de standard, cela dépend de la morphologie, du poids avant grossesse et de la taille. Le principal est que vos bébés soient bien nourris et grandissent. Cette prise de poids se justifie par le fait qu'il va falloir faire face à l'allaitement éventuel de plusieurs bébés et stocker des réserves en rapport lors du premier trimestre. Portez une attention particulière à l'apport d'acides gras essentiels, de vitamines (acide folique, D…), de minéraux (calcium…) et d'oligo-éléments comme le zinc et l'iode.

Dans le cas de grossesses rapprochées, vos réserves sont épuisées et particulièrement celles en fer, folates et en vitamine D. Il vous faudra sûrement avoir recours à un complément médicamenteux.

Obésité et grossesse

On parle d'obésité lorsqu'il existe un surplus de poids de 20 % ou plus (IMC supérieur à 25).

Elle résulte de l'ingestion d'un nombre de calories supérieur à celui qu'exige votre organisme. Les calories sont stockées en excès sous forme de graisses et constituent les kilos superflus. Vous devrez limiter cette prise de poids en mettant en place un régime hypocalorique raisonnable contrôlé et surveillé, couplé à une supplémentation en calcium, fer et vitamines. Sans cela vous risquez des complications comme la survenue d'un diabète gestationnel, d'une toxémie gravidique, un accouchement prématuré, un accouchement avec césarienne… N'oubliez pas une activité physique quotidienne d'environ trente minutes si elle est médicalement possible.

Quelle prise de poids dois-je me fixer pour ne pas prendre de kilos supplémentaires pendant ma grossesse ?

Une prise de poids de 5 à 6 kg semble raisonnable car c'est sans préjudice pour l'enfant dont le poids sera normal. C'est impératif de ne pas prendre plus de 10 kg dès lors que votre IMC dépasse 25 (voir le chapitre 4 : *Mon poids pendant la grossesse*, p. 87) pendant la grossesse mais chaque cas est particulier et vous êtes particulière.

Mon IMC est de 26, dois-je me mettre au régime ?

L'objectif nutritionnel ne sera pas de vous faire maigrir, mais de contrôler votre prise de poids afin qu'elle soit progressive et qu'elle reste dans les limites utiles. Et c'est possible en adoptant des proportions raisonnables et en supprimant le grignotage. Adoptez un régime à 1 600-1 700 calories par jour en privilégiant des protéines de bonne qualité, des glucides complexes et des acides gras essentiels. L'apport calorique ne doit pas être inférieur au risque de développer une cétose (état métabolique apparaissant quand la quantité de glucides est très restreinte) dommageable pour le fœtus. Vous risquez fort également de ne pas pouvoir couvrir de façon satisfaisante vos besoins en certaines vitamines, minéraux et oligoéléments. Le simple fait d'équilibrer votre alimentation en contrôlant les quantités d'aliments gras et sucrés peut suffire.

Pour les petites faims, grignotez intelligent avec des fruits et/ou laitages.

Le médecin portera une vigilance particulière sur le développement staturo-pondéral de votre bébé à l'échographie et adaptera ses recommandations. Il sera également à même de vous orienter vers un(e) diététicien(ne) ou un(e) nutritionniste pour corriger vos erreurs alimentaires en tenant compte de votre mode de vie, de vos goûts alimentaires. Il vous mettra au point une alimentation personnalisée. Ce sera une aide précieuse afin de mieux vous approprier votre alimentation. Mais n'envisagez pas de régime seule.

Sachez que si votre prise de poids est excessive au cours de votre grossesse, cela s'aggravera à chaque grossesse ultérieure.

Tabac, médicaments

CÔTÉ TABAC

C'est bien connu, quand maman fume, Bébé tousse !

Non seulement le tabac joue un rôle négatif sur votre fertilité, augmente le risque de grossesse extra-utérine, de fausse couche, d'accouchement prématuré, mais ses constituants passent la barrière placentaire et peuvent atteindre le fœtus. Votre bébé verra le jour avec des poumons fragilisés et sera plus que d'autres sujet aux bronchiolites. Le risque de mort subite est également plus important chez les bébés des femmes fumeuses.

Faites-vous aider, une batterie de moyens est à votre disposition : acupuncture, homéopathie, sophrologie… Rien ne remplace la volonté, mais votre bébé mérite ces efforts !

Un mot sur le tabagisme passif

Il nuit à votre bébé et votre entourage doit en prendre conscience car sa responsabilité est engagée. La fumée de cigarette représente un gros risque pour votre bébé, au même titre que les conséquences auxquelles une maman fumeuse expose son bébé. Elle provoque aussi des problèmes respiratoires [6].

CÔTÉ MÉDICAMENTS

Vous l'avez compris, les médicaments (et les drogues) rejoignent l'alcool et le tabac en ce qui concerne les effets sur le fœtus. La prise médicamenteuse ne doit se faire que sous contrôle médical et de façon limitée.

Végétarisme et autres régimes restrictifs

Le **végétarisme** est un mode alimentaire qui consiste à supprimer de votre alimentation la chair animale, autrement dit la viande et le poisson, mais qui établit un certain équilibre nutritionnel avec les sous-produits animaux tels que le lait, les œufs, le fromage… Ce n'est donc pas un régime alimentaire dangereux en soi. Si vous étiez végétarienne avant votre grossesse et souhaitez le rester, il n'y a aucune raison de vous pousser à changer d'alimentation. À partir du moment où vous êtes suivie de façon très régulière par un médecin et que votre alimentation est équilibrée, avec des apports suffisants en protéines, calcium et fer, cela ne devrait pas poser problème.

Comment puis-je compenser l'absence de viande et de poisson lors de ma grossesse ?

Pour éviter une carence en protéines animales, il vous faudra remplacer viande et poisson par des œufs, du lait et/ou des produits laitiers, des légumes secs, des céréales, des produits céréaliers. Pour le fer, misez sur les œufs et les légumineuses (même si un supplément médicamenteux vous est prescrit). Pour les oméga 3, de l'huile de colza et pour le calcium, pensez aux graines oléagineuses comme les amandes. N'oubliez pas d'augmenter votre consommation d'aliments riches en vitamine C pour optimiser l'absorption du fer.

Si vous adoptez une **alimentation végétalienne**, la viande et le poisson sont exclus tout comme les produits laitiers. Les risques de carences multiples sont alors plus élevés : protéines, fer, calcium, zinc, vitamine B12, vitamine D. Il faut envisager une multi-supplémentation médicamenteuse et ce régime n'est pas conseillé lors d'une grossesse.

Si vous suivez un **régime macrobiotique**, basé essentiellement sur l'équilibre entre les forces Yin et Yang des aliments (certains fruits et légumes, céréales complètes, légumineuses, algues, produits à base de soja...), vous vous exposez à des carences nutritionnelles graves (en acides aminés, calcium, iode, zinc, vitamine B12...). Il peut donc se révéler dangereux pour vous et votre bébé.

Comment être sûre que mon bébé aura suffisamment de calcium sachant que je ne consomme ni lait ni produits laitiers ?

Il faut impérativement inclure dans votre alimentation du chou chinois, du brocoli, des boissons aux amandes, des amandes, des figues... et des boissons riches en calcium (comme Hépar, Contrex). Cependant, un complément médicamenteux se révélera certainement nécessaire.

La consommation de produits à base de soja enrichi en calcium et vitamine D peut être envisagée, mais par mesure de précaution (étant donné la présence de phyto-œstrogènes), limitez-la à un produit une fois par jour. Mettez donc un frein sur les laitages au soja, le tofu…

Adolescente et enceinte

C'est courageux de mener à terme une grossesse quand on est adolescente d'où l'importance d'un bon soutien psychologique et nutritionnel. Vous devrez surtout prendre soin de votre croissance. En effet, elle n'est peut-être pas terminée. Il faut donc ajouter les besoins de la grossesse à ceux de votre propre croissance d'où un supplément de 500 calories par jour.

À l'adolescence, nous avons tendance à porter un regard négatif sur notre corps et à craindre la prise de poids. Si votre apport énergétique est insuffisant, vous risquez des carences en calcium, fer et folates. Soyez donc vigilante et assurez-vous de manger suffisamment pour une prise de poids optimale (15 à 16 kg) dans le but de limiter les risques d'hypotrophie fœtale (poids du bébé insuffisant) et de prématurité (votre prise de poids minimale devra dans tous les cas être supérieure à 9 kg). Pour cela, multipliez les repas et collations pour répartir toute cette énergie. Misez sur des apports adéquats en calcium pour la constitution de la masse osseuse, probablement couplée à une supplémentation en vitamine D, fer et folates.

Si vous décidez d'allaiter, un supplément calcique médicamenteux sera sans doute également prescrit.

Soyez rassurée quant aux kilos venus embellir la grossesse, ils seront perdus après l'accouchement !

J'ai des antécédents d'allergies (ou le futur papa). Puis-je prévenir les allergies allimentaires de Bébé ?

Malheureusement, si le futur papa ou la future maman ont des antécédents d'allergies alimentaires, le risque pour bébé d'être allergique est multiplié par deux ou trois. Ce qui est loin d'être négligeable !

Que puis-je faire pour éviter ce problème à mon bébé ?

Avant tout, faites un point avec votre médecin afin de confirmer les risques d'allergie de votre bébé. De cette façon, vous pourrez mettre en place un régime d'éviction adapté pour éviter toute carence pour vous et votre bébé. Ne supprimez pas de votre propre chef des allergènes qui n'ont pas lieu de l'être sauf les arachides (cacahuètes) qui sont supprimées d'emblée !

Si après votre accouchement, vous décidez d'allaiter, faites-le le plus longtemps possible. L'allaitement permet de prévenir les allergies de votre bébé (voir p. 150).

Grossesse et diabète insulinodépendant

Le diabète insulinodépendant ou de type 1 est une défaillance du système régulant le taux de sucre dans le sang et dépend, comme son nom l'indique, de l'insuline. Qu'est-ce que l'insuline ? Il s'agit d'une hormone sécrétée par un organe, le pancréas, qui joue un rôle régulateur dans l'utilisation du sucre par les cellules et par là-même régule le taux de sucre dans le sang (glycémie).

Ce diabète se manifeste principalement par une soif intense et de fréquentes envies d'uriner.

Il se traduit par une élévation de la glycémie, l'hyperglycémie. Une étroite surveillance est indispensable pour maintenir votre glycémie autour de 1 g/litre de sang tout en évitant les hypoglycémies (baisse du taux de sucre dans le sang). Sachez que l'excès de sucre dans le sang passe la barrière placentaire, augmentant la glycémie du fœtus.

Le type d'insuline, sa dose et le moment des injections seront adaptés à vos besoins.

Vous étiez diabétique sous insuline avant de tomber enceinte

Dans l'idéal, vous devez préparer votre grossesse avec votre diabétologue dès que vous désirez un bébé car elle répresente un risque potentiel pour vous comme pour votre bébé. Un bilan sanguin sera effectué avec notamment le dosage d'un indicateur important : l'hémoglobine glyquée (ou HbA1c) qui permet une évaluation de la glycémie moyenne sur 3 à 4 mois.

Un régime rigoureux sera mis en place afin de bien répartir les apports glucidiques de la journée et votre prise de poids sera régulièrement contrôlée. Cette période sera mise à profit pour rechercher le meilleur équilibre glycémique possible car, une fois enceinte, ce sera un pari difficile à gagner.

Il est préférable d'attendre que votre hémoglobine glyquée soit inférieure à 7 % avant de programmer une grossesse.

Si votre diabète n'est pas bien équilibré, une hospitalisation peut se révéler nécessaire afin de faire le point ou de reprendre votre alimentation en main.

Une bonne autosurveillance passe par des contrôles de votre glycémie sanguine (glycémies capillaires) à jeun et deux heures après les repas, des contrôles de glycosurie (glucose dans le sang). Vous devez prendre conscience de l'importante de cette autosurveillance et des visites bimensuelles chez votre diabétologue.

Les objectifs glycémiques que vous devez vous fixer sont de 0,7 à 1,10 g/l avant les repas et moins de 1,40 g/l après les repas.

Je n'avais pas programmé ma grossesse

Dès que votre grossesse est confirmée, prenez rendez-vous avec un diabétologue car un changement de traitement peut être mis en place afin de normaliser au plus vite vos constantes sanguines. Que l'insuline soit injectée par pompe ou par piqûre, l'essentiel est d'obtenir le meilleur équilibre possible.

Mon diabète est mal équilibré, quels sont risques pour moi et mon bébé ?

Pour vous, les risques sont importants : une fausse couche, un accouchement prématuré, une rétinopathie, une toxémie gravidique, de l'hypertension artérielle, un accouchement difficile car Bébé risque d'être trop gros… Vous comprenez donc que c'est capital de bien équilibrer votre diabète en gardant à l'esprit que les hypoglycémies sont aussi néfastes que les hyperglycémies.

Quant à Bébé, il n'est pas épargné, il risque une malformation congénitale, mais surtout une prédisposition au diabète. Sachez que l'enfant d'une mère diabétique insulinodépendante a trois fois plus de risques de devenir diabétique plus tard.

Je suis enceinte et on vient de me diagnostiquer un diabète insulinodépendant. Que dois-je faire ?

Faites-vous faire suivre par un diabétologue et un(e) diététicien(ne) ou nutritionniste.

Mais sachez que les principes alimentaires de base restent les mêmes que pour une femme non enceinte. Mangez sainement, surveillez votre poids et votre équilibre glycémique et tout ira pour le mieux !

Quels sont les aliments auxquels je n'ai pas droit ?

Vous serez particulièrement vigilante au fractionnement de votre alimentation sur la journée, en trois repas principaux et plusieurs collations, en veillant à bien répartir l'apport glucidique sur les différents repas.

Limitez vos apports en sucre et produits sucrés afin de ne pas déséquilibrer la glycémie, mais ne les supprimez pas. Dans tous les cas, ne les consommez pas isolément au risque de provoquer une hyperglycémie. Consommez-les modérément et toujours à la fin de votre repas.

Privilégiez les glucides complexes à index glycémique bas.

Pour le reste, misez sur une alimentation équilibrée, variée et diversifiée en contrôlant l'apport en sucre des aliments consommés afin d'éviter des variations trop importantes de glycémie. Adaptez vos doses d'insuline en fonction de la teneur glucidique de vos repas.

Il faut savoir que…

Pendant le premier trimestre, les hypoglycémies se font fréquentes, ce qui complique un peu la gestion de votre diabète.
Pendant le deuxième trimestre, une insulinorésistance pointe le bout de son nez ; cette période peut correspondre à de grandes fluctuations de la glycémie avec des besoins parfois très importants, surtout après les repas. N'ayez pas peur d'augmenter vos doses d'insuline ; si vous êtes souvent en hyperglycémie, n'hésitez pas à faire des injections supplémentaires d'insuline rapide même entre les repas selon les conseils de votre médecin.
Lors des dernières semaines de grossesse, le taux de glucose sanguin chute car Bébé puise beaucoup dans vos réserves. Adaptez alors vos doses.

Grossesse et diabète non insulinodépendant

Le diabète non insulinodépendant ou diabète gras ne nécessite pas d'insuline chez une personne non enceinte (sauf s'il s'agit d'un déséquilibre glycémique qui dure depuis plusieurs années).

Vous devez programmer votre grossesse, car il est impossible pendant cette période d'utiliser des antidiabétiques oraux. Ils doivent être remplacés par des injections d'insuline. Après la naissance de votre bébé, l'insulinothérapie est interrompue et on reprend le traitement suivi avant la grossesse, à savoir traitement diététique associé si nécessaire aux antidiabétiques oraux, sauf si vous décidez d'allaiter.

Contrôlez votre glycémie 6 à 8 fois par jour. Si le traitement diététique mis en place et les injections pluriquotidiennes ne donnent pas de bons résultats, votre médecin envisagera peut-être la mise en place d'une pompe à insuline.

L'alimentation à mettre en place est la même que pour une femme enceinte diabétique insulinodépendante : une alimentation équilibrée contrôlée et bien répartie en glucides (ne pas descendre en dessous de 1 600 calories/jour), des repas à heures fixes si possible, pas de grignotage (seule l'eau est autorisée) entre les repas. Vous vous assurez ainsi une grossesse menée dans de bonnes conditions.

Pour débuter une grossesse, il faut que votre glycémie soit proche de la normale : moins de 0,9 g/l préprandiale (avant le repas) et 1,20 g/l en postprandiale (après le repas).

Le diabète gestationnel

Épée de Damoclès sur la grossesse, le diabète gestationnel est déclenché par la grossesse et peut survenir entre la 24e et la 28e semaine, plus fréquemment chez celles ayant des antécédents familiaux. Il correspond à un trouble de la tolérance au glucose chez des femmes qui n'avaient pas de problème de diabète jusque-là. Il ne faut donc pas le confondre avec le diabète dont une femme peut souffrir en dehors de toute grossesse. Le diabète gestationnel se traduit par une glycémie à jeun élevée car l'insuline sécrétée par votre pancréas ne parvient pas à réguler le taux de sucre dans le sang, ou votre fabrication d'insuline est insuffisante pour satisfaire les besoins réclamés par votre grossesse. Les fautives : les hormones placentaires qui ont une action antagoniste à l'insuline et engendrent une insulinorésistance. Ce qui aggrave votre diabète existant ou en révèle un (cela ne concerne qu'un faible pourcentage de femmes enceintes). Rassurez-vous, dans la majorité des cas, ce diabète disparaît après l'accouchement. Mais en attendant, il peut avoir des conséquences sur votre bébé.

Les signes avant-coureurs sont, comme le diabète de type 1, une grande envie de boire et d'uriner.

Il est donc impératif de bien maîtriser votre diabète. Vous risquez un accouchement compliqué avec un bébé trop gros, et faites du mal à vos reins, vos yeux et votre cœur. Votre bébé, lui, risque des dommages sur le système nerveux, une souffrance fœtale (mauvaise oxygénation) et une naissance prématurée avec un possible retard de maturation des poumons. N'oubliez pas que votre médecin est là pour vous aider. Donc ne vous angoissez pas à l'avance !

Pourquoi ai-je développé un diabète gestationnel ?

Êtes-vous en surpoids ? Avez-vous des antécédents familiaux ? Ne cherchez pas plus loin, vous avez trouvé les principaux responsables.

Que puis-je faire ?

Levez le pied sur les sucreries et mettez rapidement en place ces quelques habitudes.

- Une alimentation équilibrée contrôlée en qualité mais aussi en quantité (ne pas descendre en dessous de 1 600 calories/jour).
- Une répartition de votre alimentation en 3 repas et 2 à 3 collations par jour, à heures régulières en surveillant la glycémie à jeun et les glycémies postprandiales une fois par semaine. Ce contrôle permet de glisser vers un traitement par l'insuline sans délai si cela se révèle nécessaire.

- Ne sautez pas de repas.
- Pour réguler l'efficacité de l'insuline sur le taux de glycémie, pratiquez une demi-heure d'exercice physique modéré par jour.
- Privilégiez les glucides complexes. Cependant ne supprimez pas les glucides simples car ils sont essentiels au bon développement de votre bébé.
- Une alimentation riche en fibres permet de limiter l'absorption des glucides, pensez-y !

Si la normalisation de votre diabète est impossible, des injections d'insuline pourront vous être prescrites. Il va falloir apprendre à vivre avec votre diabète mais dites-vous que c'est transitoire : votre bébé vaut bien ces efforts !

La toxémie gravidique

Il s'agit d'une hypertension liée à la grossesse et découverte au deuxième ou troisième trimestre. Elle doit être décelée rapidement car elle fait courir un risque important à la mère et à l'enfant ; en effet, les complications sont graves pour le bébé (hypotrophie par mauvaise nutrition placentaire, hématome rétroplacentaire avec souffrance fœtale) et pour la future maman (risque d'éclampsie proche de la crise d'épilepsie). La prise en charge est médicamenteuse et nutritionnelle.

La toxémie gravidique est révélée par la présence de protéines dans les urines, une tension artérielle élevée (supérieure ou égale à 14/9) et un œdème des membres inférieurs et du visage ; cette apparition brutale d'œdèmes associée à une prise de poids soudaine doit vous alerter.

Il faut savoir que certaines futures mamans sont plus exposées que d'autres : les adolescentes, les femmes de plus de 40 ans, les hypertendues, celles en surcharge pondérale.

Dois-je suivre un régime sans sel ?

Votre alimentation doit être peu salée, mais non dépourvue de sel, sous peine de risquer une baisse du volume sanguin donc l'apport de nutriments à votre bébé.

Cantonnez-vous à éviter les aliments très salés : charcuteries, soupes déshydratées du commerce, fromages, plats préparés du commerce, pizzas, quiches, apéritifs salés, condiments comme les câpres, assaisonnements (moutarde, sauce soja), les produits de la mer fumés. Mangez des fibres [5] et… reposez-vous !

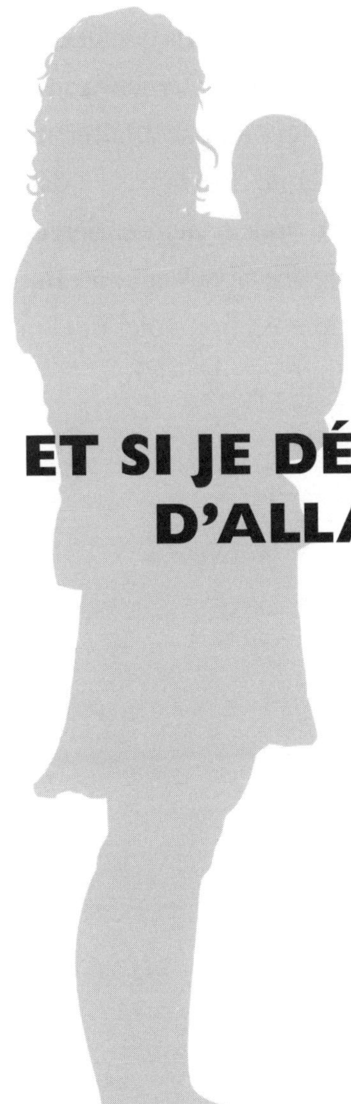

7

ET SI JE DÉCIDAIS D'ALLAITER ?

Il fait un retour en force depuis quelques années, c'est l'allaitement. Les vertus de l'allaitement sont nombreuses et on vous l'encourage. Mais ne pas allaiter ne fera pas de vous une mauvaise mère et ne mettra pas en danger la vie de votre bébé. Cette décision vous revient entièrement : elle doit être prise en fonction de vos envies et contraintes et non pas à la légère. Pour un choix éclairé, voici quelques réponses pour vous aider à prendre votre décision.

Allaiter ou pas, un choix qui ne regarde que moi

SI JE FAIS LE CHOIX D'ALLAITER

- Lien privilégié établi entre l'enfant et sa mère, favorable à l'épanouissement, c'est une expérience unique ! Lorsque l'allaitement est réalisé dans une ambiance détendue, la succion du mamelon va déclencher au niveau de l'hypophyse la sécrétion de prolactine qui va à son tour déclencher la sécrétion d'ocytocine, responsable de l'éjection de lait. Il est donc souhaitable que cela se passe bien, sans contrainte ni anxiété. Cela demande du temps et une adaptation pour maman et Bébé.
- Le lait maternel a la composition idéale pour assurer les besoins nutritionnels de votre bout de chou pendant ses premiers mois car son système gastro-intestinal n'est pas mature (il va mettre environ 3 à 4 mois pour le devenir). En effet, le lait maternel affiche des protéines de bonne qualité et de digestion plus facile que celles du lait maternisé, un taux élevé de lactose, moins de sodium et de potassium que le lait maternisé, donc les reins se fatiguent moins vite ; il est riche en eau, riche en acides gras polyinsaturés, en calcium bien métabolisé, en fer, en vitamine E… Le seul

inconvénient est sa pauvreté en acide folique et en vitamine K. D'où une supplémentation utile !

- Côté calories, que ce soit du lait maternel ou du lait maternisé, il n'y a pas de différence significative.
- Le lait maternel est peu sucré donc votre bébé ne prend pas de mauvaises habitudes prédisposant à une obésité potentielle.
- Le colostrum, premier lait produit pendant les premiers instants de vie, est un lait très riche en protéines, vitamines et minéraux qui contribue à l'apprentissage du goût chez votre bébé. Véritable concentré d'anticorps, il a la particularité de s'adapter en permanence à ses besoins nutritionnels, sa composition varie d'un jour à l'autre, et même au cours d'une tétée.
- Dans l'estomac du nouveau-né, le lait maternel coagule en très fins flocons facilement attaqués par les sucs digestifs ; la digestion est ainsi très rapide.
- Les enfants nourris au sein sont plus résistants aux infections (gastro-entérites, infections respiratoires, otites…) que les autres car le lait maternel leur transmet des anticorps qui luttent contre les infections.
- Les substances présentes dans le lait maternel aident Bébé à forger son système immunitaire.
- Allaiter diminue le risque de développer des allergies. Plus l'allaitement est long, plus votre bébé est protégé contre

d'éventuelles allergies et infections. Si vous le pouvez, il est d'ailleurs préconisé un allaitement exclusif pendant une période d'au moins 6 mois.

- L'allaitement protège contre la survenue de certaines maladies comme le diabète, l'obésité ou encore les caries dentaires chez l'enfant.
- Allaiter a un effet bénéfique sur l'acuité visuelle des prématurés.
- Le lait maternel est un liquide stérile, sain, tiède, toujours prêt (pas de préparatifs de biberons ni de risques d'erreur) et économique !
- Pour vous, l'allaitement est bénéfique car il provoque des contractions utérines favorables à une remise en place plus rapide de votre utérus après l'accouchement.
- Plus l'allaitement est long, plus il diminue le risque de cancer du sein durant la préménopause.
- Il peut également vous aider à retrouver la ligne en utilisant les graisses stockées pendant la grossesse.

C'est vous qui choisissez…

À noter que les « préparations pour nourrissons » sont tout à fait adaptées aux besoins nutritionnels de votre bébé donc ne culpabilisez pas si vous ne choisissez pas l'allaitement au sein même si votre entourage et le corps médical s'accordent à dire que c'est ce qu'il y a de mieux pour votre enfant. Votre volonté, votre désir sont à prendre en compte. Mieux vaut allaiter avec plaisir qu'avec peine !

Sachez que certaines préparations sont enrichies en oméga 3 : Similac (Abbott), Enfamil (Mead Johnson) ou encore Bon départ (Nestlé).

L'ALLAITEMENT N'EST PAS FAIT POUR MOI SI…

- Je suis impatiente et peu disponible.
- Je ne veux pas trop bouleverser mes habitudes familiales.
- Je ne souhaite pas faire face aux montées de lait avec écoulements intempestifs.
- Je dois m'absenter souvent pendant des heures sans emmener Bébé (il faut respecter le délai entre les tétées).
- Je ne sais pas gérer mes sécrétions insuffisantes.

J'ai choisi d'allaiter. Quels sont mes besoins alimentaires ?

Il n'y a pas de régime particulier pour allaiter. Ne mangez pas davantage car vos réserves peuvent suffire ; si vous vous êtes alimentée correctement pendant votre grossesse, vous avez déjà fait le point sur vos habitudes alimentaires. Il ne vous reste qu'à poursuivre les habitudes que vous avez prises durant votre grossesse sur le plan qualitatif. Attardez-vous à consommer de tout en quantité modérée.

Sur le plan quantitatif, il est habituel de conseiller 500 calories supplémentaires par rapport à l'apport calorique avant la grossesse. Mais plutôt que de faire une fixation sur ces 500 calories, il est préférable de manger de tout en quantités raisonnables, en fractionnant le plus possible les repas et en vous offrant, par exemple, une collation après chaque tétée. Dites-vous que de toute façon votre lait sera de bonne qualité pour votre bébé quitte à puiser dans votre organisme ce qu'il faut. Pour ne pas être carencée, misez donc simplement sur une bonne alimentation.

Les points sur lesquels il faudra s'attarder :

- Buvez beaucoup, à savoir 1,5 à 2 litres d'eau par jour car le lait maternel est composé de 85 % d'eau. En revanche, inutile de vous gaver de lait pour en produire, cela ne sert à rien ; optez plutôt pour une hydratation correcte à base d'eau.

- Du repos entre deux tétées s'impose !
- Pas de caféine, théine, nicotine, médicaments, aliments épicés… car ces substances peuvent passer dans le lait.
- Ne sautez pas de repas même si cela relève de l'exploit tant le rythme de Bébé est difficile à suivre et conservez un apport suffisant en glucides complexes à index glycémique bas et moyen (dans les pâtes complètes, le riz basmati, le pain aux céréales) pour éviter la fatigue.

Y a-t-il des nutriments à favoriser ?

LES PROTÉINES

Un apport insuffisant en protéines peut engendrer une lactation insuffisante tant au point de vue qualitatif que quantitatif. Envisagez un bon apport de protéines (80 g environ/jour) de bonne qualité (dans les viandes, poissons, œufs…).

LES ACIDES GRAS ESSENTIELS

Augmentez la consommation d'acides gras essentiels, en particulier oméga 3 (dans les poissons gras et huiles de poisson) qui sont des piliers de construction pour le cerveau de votre bébé.

LE CALCIUM

Côté calcium, vos besoins sont élevés : 1 500 mg/jour. Au cours de l'allaitement, vous puisez dans vos réserves osseuses pour les couvrir. Mais rassurez-vous, cette déminéralisation osseuse est réversible après le sevrage et sans conséquence pour vous, à condition que vos apports en calcium soient suffisants.

Pour votre bébé, la principale source de calcium est le lait maternel ou maternisé mais pour une bonne absorption, il faut de la vitamine D. Alors une petite balade quotidienne en plein air sera la bienvenue ! (Les ultra-violets du soleil favorisant la synthèse de la vitamine D par la peau.)

LE FER

Ne rangez pas le fer au rang des oubliés car votre bébé puise le fer dans vos réserves pour fabriquer sa propre masse sanguine ; privilégiez donc la viande et les abats (fer mieux assimilé). Eh oui, vous n'êtes plus enceinte donc les abats peuvent retrouver une place de choix dans votre alimentation. Mais rappelez-vous que les légumineuses et les céréales complètes contiennent également du fer même s'il est moins bien assimilé.

Ne prenez jamais de supplément de fer sans avis médical.

LES VITAMINES

Il faut savoir que la richesse du lait en vitamines reflète votre état nutritionnel, il faudra donc être vigilante à un bon apport en augmentant la consommation d'aliments riches en vitamines, comme les fruits et légumes.

Y a-t-il des aliments à éviter ?

Vous pouvez consommer de tout, **sauf l'alcool**.

Mais il est vrai que certains aliments peuvent donner un goût particulier au lait comme les asperges, l'ail, les poireaux, les choux… En fait, c'est une question d'habitude : si vous avez soumis votre bébé à cette farandole de saveurs lorsque vous étiez enceinte, il s'est habitué à ces goûts donc vous pouvez continuer à en consommer s'il ne rechigne pas à les prendre ; il ne sera pas indisposé !

Un bémol toutefois, les crudités qui peuvent favoriser des coliques chez Bébé et l'abus de café ou de thé car la caféine passe dans le lait.

Mes questions et petits soucis au sujet de l'allaitement

Mon lait est-il nutritionnellement identique pendant toute la durée de l'allaitement ?

Pas du tout. Sa composition évolue au fil du temps pour s'adapter à la croissance de votre bébé : du 1er au 6e jour, le colostrum est pauvre en lactose et lipides mais riche en sels minéraux, protéines (anticorps et lactotransferrine) et en oligosaccharides. Puis du 6e au 14e jour, on parle de lait de transition qui s'enrichit en lactose et lipides ; après le 14e jour il laissera sa place à un lait mature dont la composition est très variable.

Aussi, au cours de la tétée, la sécrétion très diluée au départ va s'enrichir progressivement en lipides, régulant ainsi l'appétit de votre bébé.

Y a-t-il des cas où je ne peux pas allaiter mon enfant ?

En effet, si vous présentez une affection par le virus du sida, vous prenez le risque de contaminer votre enfant lors de l'allaitement.

Pour les infections rhinopharyngées, sous traitement, elles restent compatibles.

En ce qui concerne votre bébé, l'allaitement est contre-indiqué s'il présente une intolérance au lactose ou une galactosémie congénitale (anomalie du métabolisme du galactose).

J'ai trop de lait…

Il est possible que vous ayez trop de lait. Ce lait est précieux, il serait dommage de le jeter. Pour cela, vous pouvez recueillir votre lait soit par un massage spécifique des seins soit par le biais d'un tire-lait (loué en pharmacie) et contacter le lactarium de votre région pour en faire un don après étude de faisabilité. Vous en ferez bénéficier d'autres bébés qui en ont besoin, comme les prématurés.

Je souhaitais allaiter mais je n'ais pas pu…

Il y a effectivement des circonstances qui font que certaines femmes souhaiteraient allaiter mais ne le peuvent pas (par exemple le sida). Pensez alors au lactarium (ou banque de lait) qui peut vous proposer le recours au lait humain. Le lait de lactarium est pris en charge à 100 % par la Sécurité sociale.

Je n'ai pas assez de lait !

Cela peut arriver mais, avant de l'avancer, il faut se référer à la courbe de poids de votre nourrisson ainsi… qu'à la quantité de couches mouillées. Normalement le lait maternel est produit par la glande mammaire grâce à la succion de Bébé, donc en fonction de sa demande et il est normalement produit en quantité suffisante.

Quelles sont les causes d'insuffisance de lait ? Peut-être avez-vous mis tardivement votre bébé au sein ? Videz-vous bien vos seins à chaque tétée ? Êtes-vous soucieuse, fatiguée (la fatigue peut engendrer un état de stress qui diminue la lactation) ? Fumez-vous ? Votre médecin peut vous aider à y voir plus clair. Peut-être vous proposera-t-il un allaitement mixte soit en donnant un biberon de lait après la tétée au sein à chaque repas soit en alternant un biberon de lait et une tétée au sein pour relancer la sécrétion lactée.

Y a-t-il des trucs pour avoir beaucoup de lait ?

Si vous écoutez vos grands-mères, les astuces foisonnent. Rétablissons la vérité…

La bière augmente la production de lait

Non, cette légende ne possède aucun fondement scientifique, elle aurait même l'effet contraire, donc oubliez cette idée vieille comme le monde. Et rappelez-vous que votre bébé n'a pas besoin d'alcool, qui est nocif pour lui.

Fenouil, ortie blanche, coriandre, aneth, verveine… ont la réputation de favoriser la montée laiteuse

On prête à certains aliments, épices et tisanes la possibilité de favoriser la montée de lait mais là encore, il n'y a aucune preuve scientifique. Tout au plus, ils vont donner un bon goût au lait mais seul Bébé peut vous le dire !

Soyez vigilante, n'abusez pas de ces remèdes à base de plantes car elles contiennent des principes actifs qui peuvent être néfastes pour votre bébé. Prudence !

Mon lait est-il suffisamment riche ?

Pour le savoir, il suffit de suivre la courbe de croissance de Bébé. Le médecin ou le pédiatre va comparer le poids, la taille… S'il n'y a pas de cassure de la courbe staturo-pondérale, l'alimentation de votre bébé est alors suffisante pour couvrir ses besoins de croissance. Il n'y a donc pas lieu de vous inquiéter.

Est-ce que l'allaitement va me fatiguer ?

La grossesse et l'accouchement ont occasionné de la fatigue. Sans repos de retour à la maison, la fatigue va s'accumuler mais l'allaitement n'y est pour rien. C'est le rythme de vie qui est en cause.

Pour pouvoir vous reposer et faire peut-être participer votre entourage à la joie des biberons, vous pouvez stocker votre lait (tiré à un moment qui vous convient pour vous dégager des plages horaires de repos) dans un biberon stérile au réfrigérateur (dans la partie la plus froide) pendant 24 heures ou au congélateur pendant plusieurs semaines. Pour réchauffer le lait congelé, passez-le sous l'eau chaude.

Je suis diabétique. Puis-je allaiter ?

Bien sûr. C'est même conseillé pour votre équilibre glycémique et la perte de poids. Alors pourquoi vous en priver ?

Les besoins en insuline seront moins importants en période d'allaitement, soyez toujours vigilante aux signes d'hypoglycémie et ayez toujours à côté de vous, lors des tétées, de quoi vous sucrer en cas de besoin.

Si vous êtes diabétique de type 2, vous ne devez pas reprendre vos antidiabétiques oraux mais continuer le traitement à l'insuline pendant la durée de l'allaitement.

Vais-je pouvoir perdre du poids dès que j'aurai accouché même si j'allaite ?

Vous avez pris quelques kilos mais il va falloir vous armer d'un peu de patience avant de vous mettre au régime. Pour l'instant, c'est le moment de vous occuper de votre bébé et de trouver un bon rythme de croisière. De toute façon l'allaitement favorise la perte de poids, en mobilisant les stocks de lipides mis en réserve par votre corps pendant la grossesse. Allaiter permet à l'utérus de se rétracter plus vite après l'accouchement et entraîne une dépense énergétique supplémentaire. Vous allez donc perdre progressivement du poids le temps de votre allaitement.

Comment limiter les allergies de mon bébé ?

Les enfants ont davantage d'allergies aujourd'hui. Les causes ne sont pas toujours simples à déterminer (pollution, habitudes alimentaires…), mais voici quelques précautions à prendre pour les éviter autant que possible :

- Prolongez le plus longtemps possible l'allaitement maternel avant d'introduire les premiers aliments ; c'est en effet l'une des meilleures préventions étant donné les faibles quantités de protéines qu'il contient, mais c'est illusoire de penser que c'est la seule et unique arme efficace.
- Sachez que l'allaitement retarde l'apparition d'un eczéma et en atténue la gravité.
- Attendez le plus longtemps possible avant de diversifier l'alimentation de votre bébé, même si cela est tentant de lui faire découvrir de nouvelles textures : 6 mois pour le début de la diversification, 9 mois pour le poisson et les œufs et au moins 1 an pour certains aliments à risques comme les crustacés, les noix… Pas d'arachide avant 3 ans (c'est l'un des allergènes majeurs après le lait) !

Puis-je utiliser un lait hypoallergénique ?

Les laits hypoallergéniques ou laits à hydrolyse partielle sont proches d'un lait classique et les protéines de ces laits sont d'origine animale et fractionnées, donc dotées d'un pouvoir allergisant moindre mais existant. En pensant protéger votre bébé, vous aggravez son cas. On ne les recommandera donc pas aux bébés sensibilisés aux protéines de lait de vache, ni aux bébés qui ne tolèrent pas le lactose.

Pourquoi pas un « lait de soja » ? Il n'en a que le nom mais ce n'est pas un lait. Il a pour avantage de ne pas contenir de lactose, mais attention car les protéines de soja sont très allergisantes et on ne peut négliger une éventuelle allergie croisée avec les protéines de lait de vache. Donc il ne sera pas plus conseillé.

La solution : un lait de régime adapté qui diminue ces inconvénients (un hydrolysat dont les protéines ont été encore plus fractionnées).

8

BÉBÉ EST LÀ... COMMENT RETROUVER MA LIGNE ?

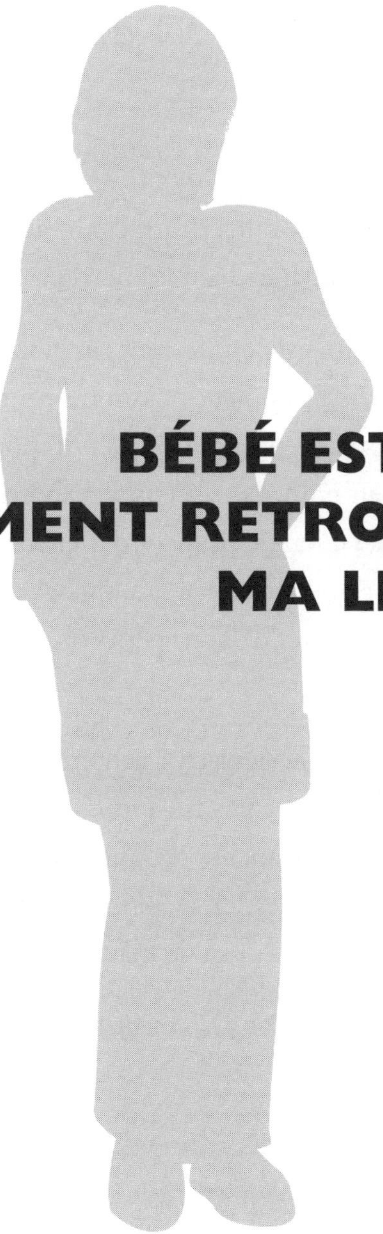

Je reprends mon alimentation en main

Bébé est là ! Et les kilos disgracieux aussi malheureusement ! Vous aimeriez bien les perdre.

Il va falloir attendre un peu, en tout cas le temps de bien vous organiser car l'arrivée de Bébé chamboule un peu vos habitudes alimentaires, les repas sont pris à n'importe quelle heure, le sommeil est en pointillé… Pensez d'abord à reprendre vos forces, car Bébé demande beaucoup d'énergie. Et si possible, faites-vous aider pour retrouver au plus vite de bonnes habitudes et vous concocter de bons petits plats équilibrés surtout si vous allaitez.

Si c'est difficile à mettre en place, fractionnez votre alimentation de façon à faire de fréquentes collations bien pensées, à base de laitages, de fruits, de tranches de jambon blanc, d'oléagineux (noix, noisettes, amandes…), de pain complet, ou mieux, aux céréales… Vous éviterez ainsi de mauvais dérapages !

Cela fait deux mois que j'ai accouché, puis-je commencer un régime ?

Si vous avez trouvé votre rythme de croisière, que vous arrivez à tout concilier, peut-être est-il temps de repenser un peu plus à vous. Mais pas de régime draconien, au risque de vous épuiser. Il va plutôt falloir retrouver la ligne et la forme en renouant avec une alimentation équilibrée (mais un peu moins riche que pendant votre grossesse) et une activité physique un peu plus soutenue.

Si vous allaitez, le régime est exclu car vous risquez de vous exposer à des carences alimentaires et à un surcroît de fatigue. Attendez le retour de couche avant de commencer un régime mais ce n'est pas une raison pour vous laisser aller pendant votre allaitement !

Combien de temps me faut-il pour retrouver ma silhouette d'avant grossesse ?

Quelle femme enceinte n'a pas rencontré ce problème ? Il faut l'avouer, vous êtes nombreuses. Mais sachez qu'il est tout à fait normal de ne pas rentrer dans son jean à la sortie de la maternité. La règle d'or est d'attendre quelques semaines avant de débuter un régime ; comptez 3 à 6 mois en moyenne pour vous remettre totalement et comptez une bonne année pour retrouver votre tour de taille. Le corps se remet plus ou moins rapidement d'une grossesse, cela dépend de nombreux facteurs comme l'âge, l'hérédité, votre poids d'avant grossesse, votre activité physique quotidienne.

Pourquoi autant de temps ? Tout simplement, parce que votre corps dans son ensemble s'est transformé : un utérus qui a pris du volume, un bassin élargi pour laisser passer Bébé, des réserves graisseuses emmagasinées pour préparer l'allaitement… Il faut du temps pour que tout se remette en place. Patience !

Vouloir aller trop vite ne sert à rien, vous risquez seulement d'aggraver votre état de fatigue.

Comment faire pour perdre ces kilos superflus ?

3 à 6 kg à perdre en moyenne ! Voire plus… Cela paraît facile à dire mais pour retrouver votre ligne, il vous faut manger équilibré. Vous pouvez manger de tout, il suffit juste d'être raisonnable sur les quantités (sans jamais supprimer de groupe d'aliments). C'est la seule clé, sans oublier de reconstituer vos réserves car Bébé a puisé dans celles-ci. Une fois que vous serez décidée à vous prendre en main, le plus dur sera de trouver la motivation et vous en donner les moyens.

Concoctez-vous un petit « régime sur mesure » où plaisir et modération peuvent cohabiter.

Mes réflexes minceur :

- Faites **3 vrais repas** par jour, avec 1 collation dans la matinée ou l'après-midi, c'est le seul moyen de manger sans excès et de perdre du poids.
- Fixez-vous **des objectifs réalisables**, à votre rythme ; une perte de 500 g par semaine soit 2 kg par mois est un objectif raisonnable et tenable sur la durée. En effet, dans ces semaines post-naissance, vous n'êtes pas forcément en grande forme. Évitez un régime trop draconien car vous risquez de brutaliser votre organisme qui a déjà subi des bouleversements. Si vous maigrissez trop vite, vous reprendrez vite vos rondeurs ! Ne descendez donc pas en dessous de 1 500 à 1 800 calories par jour.
- Ne faites pas des calories une obsession et évitez la traque aux kilos. Vivez votre alimentation et non votre régime !
- Ne vous pesez qu'une seule fois par semaine.
- **Ne sautez pas de repas** pour mieux répartir l'énergie sur la journée ; évitez le grignotage, surtout en période de baby blues, en prévoyant des collations systématiques comme un yaourt nature, un fruit, un morceau de pain au levain.
- Un régime alimentaire équilibré couplé à une **activité physique** se révèle toujours plus rapide pour retrouver la ligne car le sport optimise la perte de poids. Mais attention, vous ne pouvez pas reprendre une activité physique tant que vous n'aurez pas entamé une rééducation

périnéale (à partir de deux mois après l'accouchement) et elle sera légère en tout cas au début. En cas de césarienne ou d'épisiotomie, il vous faudra patienter un peu plus. Parlez-en à votre gynécologue.

- Privilégiez un **sport doux** dans les premiers temps (gymnastique en salle ou natation) : 1 heure à raison de 3 fois par semaine. Les activités « violentes » qui nécessitent de courir, sauter, sont évidemment à éviter ; attendez d'être complètement remise de votre accouchement. Commencez par la marche rapide, par exemple. Et dans quelques mois vous pourrez même vous mettre au footing ! Car pour perdre des graisses, rien de mieux que les activités d'endurance.
- **Restez motivée,** un régime s'inscrit toujours sur la longueur pour des résultats stables ; mincissez à votre rythme. N'hésitez pas à faire appel à un(e) diététicien(ne) qui vous conseillera et vous établira un régime personnalisé.
- **Côté sommeil,** sachez vous accorder du temps pour souffler. Profitez du sommeil de votre bébé pour faire une sieste.

Côté assiette, mettez l'accent sur :

- Une réduction globale des quantités ; ne pas vous resservir, c'est déjà un bon début ! Pour vous aider à diminuer les quantités, mangez doucement en faisant des pauses car l'état de satiété vient seulement 20 minutes après le début des repas.

- Augmentez votre consommation de **fruits et légumes** pour l'apport de fibres (cela améliore le transit), de vitamines et de minéraux (pour vaincre la fatigue) ; 5 à 6 portions par jour (des crus et des cuits).
- Limitez l'apport de matières grasses mais ne les supprimez pas.
- Optez pour des cuissons sans matière grasse : cuisson à la vapeur ou à l'étouffée ou encore en papillote, ou des cuissons limitées en matière grasse.
- 3 à 4 laitages par jour (à 3 % de matières grasses) pour combler les déficits en calcium inhérents à la grossesse.
- Une portion de féculents à au moins l'un des repas pour le tonus en alternant céréales complètes et raffinées.
- Une source de protéines à chaque repas pour réparer les tissus en insistant sur du poisson gras 2 à 3 fois par semaine.
- Pensez aux oméga 3 (1 cuillère à soupe d'huile de noix ou de colza par jour).
- Privilégiez des aliments riches en fer pour compenser les pertes sanguines lors de l'accouchement.
- Ne faites pas non plus l'impasse sur la vitamine B5, bénéfique pour vos cheveux qui sont bien fatigués et vos ongles devenus cassants.

- **Buvez** pour bien vous hydrater (eau minéralisée de préférence pour combler d'éventuelles carences) et pour couper la faim, mais évitez l'alcool.
- Ne cédez pas à toutes les tentations, les sucreries seront consommées uniquement à titre occasionnel mais surtout on ne s'en prive pas sous prétexte qu'elles font grossir !

Quels modes de cuisson doit-on privilégier ?

Privilégiez des cuissons saines avec le moins de matières grasses possible : gril, wok, four, papillote pour les viandes et poissons. Pour les légumes, pensez à la cuisson vapeur ou à l'étouffée.

Faites un large usage du citron, des herbes aromatiques (thym, laurier, persil, ciboulette, estragon), de l'ail, de l'échalote, de l'oignon, pour donner du goût à vos repas en toute légèreté !

Une journée minceur type

Voici un exemple de quantités journalières à consommer dans le cadre d'un régime amincissant.

PETIT DÉJEUNER

- 200 ml de lait demi-écrémé (1 bol)
- 50 g de pain aux céréales (2 tranches) et 10 g de beurre (1 noix)
- 1 verre de 150 ml de fruits frais pressés

DÉJEUNER

- 1 assiette à entrée de légumes crus (soit environ 70 g) avec 10 g (1 cuillère à soupe) d'huile de colza
- 120 g de viande ou poisson ou œufs cuits avec 1 cuillère à café d'huile d'olive
- 60 g (poids cru) de pâtes ou équivalent
- 1 portion de 30 g de fromage (⅛e de camembert pasteurisé) ou équivalent
- 1 fruit cuit (100 g soit l'équivalent d'un petit pot de compote)
- 50 g de pain aux céréales (2 tranches)
- Eau à volonté

COLLATION

- 1 laitage nature avec 5 g (1 cuillère à café rase) de miel
- Eau à volonté

DÎNER

- 1 entrée de féculents de 30 g (poids cru)
- 1 assiette de 200 g de légumes cuits
- 1 laitage nature avec 5 g (1 cuillère à café rase) de miel
- 1 fruit frais de 150 g (1 pomme, 1 pêche ou 2 clémentines par exemple)
- 50 g de pain aux céréales (2 tranches)
- Eau à volonté

Si vous avez beaucoup de poids à perdre, faites vous aider par un professionnel car un régime doit être adapté à votre profil nutritionnel, à vos besoins de reconstruction après grossesse, à vos goûts, à votre mode de vie…

MÉMO
Vos alliés minceur pour perdre du poids

Laits et produits laitiers :

- Lait écrémé ou demi-écrémé
- Yaourt nature au lait écrémé ou demi-écrémé
- Fromage blanc ou petits-suisses nature à 3 % de matières grasses
- Fromages à moins de 30 % de matières grasses (avec modération)

Les viandes, poissons, œufs et abats :

- Parties maigres du veau, du bœuf, du cheval, du porc et de l'agneau
- Volailles maigres : poulet et dinde
- Lapin
- Poissons maigres : lieu, colin, cabillaud, merlan
- Coquillages, crustacés, mollusques
- Œufs
- Peu de matière grasse pour les cuissons

Pain, céréales et produits céréaliers :

- Pain complet, aux céréales, intégral au levain, biscottes
- Pâtes et riz complets

Les fruits et légumes :

- Légumes frais, en conserve, surgelés, cuits avec peu de matière grasse
- Fruits frais, surgelés, crus ou cuits

Les corps gras :

- Beurre frais, huiles végétales, en petites quantités et crus

Le sucre et les produits sucrés :

- À consommer avec beaucoup de modération

Les boissons :

- Eau plate ou gazeuse
- Thé, café, tisane, infusion ou décoction sans sucre

9

MES PETITS MENUS PENDANT ET APRÈS LA GROSSESSE

Pour vous aider à y voir plus clair et bien vous alimenter, voici des suggestions de menus à suivre tout au long de la grossesse. Ils vous assurent une alimentation équilibrée et évitent la prise de poids excessive. Vous trouverez également des menus pour vous aider à retrouver votre ligne une fois que vous aurez accouché. Régalez-vous !

Idées de menus pour une semaine du 1er trimestre de grossesse

Le pain est facultatif si votre portion de féculents est suffisante. Écoutez votre corps, il vous dira si vous avez suffisamment mangé ou pas.
Les recettes en gras suivies d'un astérisque sont données au chapitre 10, p. 201.

LUNDI

Bol de lait cacaoté
Pain complet et beurre frais
Banane

* * *

Orange pressée
Steak grillé bien cuit
Torsettes au beurre frais
Camembert pasteurisé
Pomme cuite
Pain

* * *

Boulgour aux grains de grenade*
Gratin d'œuf dur à la florentine (lit d'épinards étuvés, rondelles d'œufs durs et béchamel, le tout gratiné au four)
Salade de fruits frais à l'eau de fleur d'oranger
Pain

MARDI

Thé léger au citron peu sucré
Fromage blanc aux fruits secs en dés
Pain toasté et beurre frais
Pur jus de raisin

* * *

Demi-pomelo
Dos de cabillaud en croûte d'amandes (dos de cabillaud passé dans du jaune d'œuf puis dans des amandes pilées avant d'être poêlé)
Brocoli vapeur
Semoule au lait cacaoté
Pain

* * *

Potage de légumes frais
Salade parmentière persillée (dés de pommes de terre vapeur avec dés de jambon blanc et d'emmental, vinaigrette et persil frais haché)
Kiwi
Pain

MERCREDI

« Coup de fouet »*
Pain complet et beurre frais

****

Asperges et vinaigrette à l'orange
Poulet rôti aux herbes
Tomates provençales/Quinoa
Yaourt nature et miel
Soupe de fraises au citron vert et au basilic*
Pain

****

Salade de pousses d'épinard et crevettes poêlées à la coriandre*
Far aux fruits frais et secs*
Pain

Remarque : le poulet restant sera conservé au réfrigérateur couvert hermétiquement pour la salade du lendemain soir.

JEUDI

Infusion aux fruits rouges
Biscottes et beurre frais
Fromage blanc nature et dés de kiwi

* * *

Cœurs d'artichaut en salade
Aumônière de saumon frais sauce crémeuse au citron*
Riz basmati
Comté
Pomme
Pain

* * *

Potage julienne
Salade de mâche au poulet mariné au vinaigre balsamique*
Yaourt nature sans sucre et biscuit sec (type sablé)
Pain

VENDREDI

Bol de lait au cacao
Pain grillé et beurre frais
Smoothie fraise framboise

* * *

Concombre à la ciboulette
Aiguillettes de canard et poêlée de haricots plats sabre
Tomme des Pyrénées
Compote de pêches et biscuit sec
Pain

* * *

Poireaux vinaigrette
Tranche de jambon blanc
Coquillettes *al dente*
Fromage blanc aux dés de poire à la cannelle
Pain

SAMEDI

Thé léger
Fromage blanc aux céréales type müesli, dés de fruits frais et amandes grillées

* * *

Betteraves persillées
Merlan poché et filet de citron
Pommes de terre vapeur
Yaourt nature
Orange
Pain

* * *

Carottes râpées mimosa
Lentilles dijonnaises (avec de la moutarde)
Camembert pasteurisé
Macédoine de fruits au sirop léger
Pain

DIMANCHE

Smoothie banane
Toasts, beurre frais et confiture de fraises
Yaourt nature sans sucre

* * *

Salade de mâche
Noix de veau rôtie
Gratin dauphinois
Rosace de mangue fraîche
Pain

* * *

Potage de tomates au cerfeuil
Sandwich au pain complet (viande de veau froide, salade bien lavée, cornichons, rondelles de concombre)
Fromage blanc au miel
Pain

Idées de menus pour une semaine du 2e ou 3e trimestre de grossesse

LUNDI

Infusion à la vanille sans sucre
Yaourt nature et miel
Kiwi frais

***

Salade d'endives et son toast au fromage de chèvre (pasteurisé)
Émincé de poulet à la graine de moutarde* sur lit de pois gourmands
Coupe de fruits rouges à la menthe
Pain

***

Yaourt nature au sirop d'agave

***

Rigatoni à la bolognaise*
Laitue à l'échalote
Fromage blanc et levure de bière
Compote de pommes allégée en sucre
Pain

Remarque : faites cuire davantage de pois gourmands pour votre entrée de demain ; vous gagnerez du temps !

MARDI

Bol de lait et müesli au miel
Orange pressée

* * *

Pois gourmands en salade et trait de vinaigre balsamique
Crumble de sardines*
Riz basmati
Yaourt nature au sirop d'agave
Ananas frais
Pain

* * *

Pain
Comté

* * *

Salade de tomates mozzarella au basilic
Œufs durs farcis au thon*
Tarte fine aux pommes
Pain

MERCREDI

Infusion à la menthe
Pain complet et beurre
Fromage blanc au miel et levure de bière

* * *

Concombre et dés de poivron rouge en vinaigrette
Sauté de dinde forestier (avec des champignons de Paris)
et haricots verts persillés
Édam
Compote d'ananas frais aux amandes effilées
(avec le restant d'ananas frais de la veille)
Pain

* * *

Potage Crécy (potage de carottes)
Hachis parmentier (avec jambon blanc et sauté de dinde froid)
Mélange de salades vertes et pignons de pin grillés
Yaourt nature au sucre de coco
Pain

JEUDI

Thé léger
Yaourt au sirop d'agave
Baguette toastée et beurre frais
Pur jus de raisin

* * *

Mâche aux noix
Escalope de poulet grillée à l'estragon
Chou-fleur à l'étouffée
Quinoa au lait
Pain

* * *

Pomme

* * *

Betteraves vinaigrette mimosa
Spaghettis *al dente* au parmesan
Yaourt aromatisé
Salade de fruits frais
Pain

Remarque : préparez davantage de chou-fleur et de salade de fruits pour vos repas de demain.

VENDREDI

Infusion légèrement sucrée
Salade de fruits frais
Fromage blanc et müesli

* * *

Salade de chou-fleur persillé
Jambon blanc
Blé complet nature
Fraises bulgare (avec yaourt)
Pain

* * *

Fromage blanc au miel et levure de bière

* * *

Demi-pomelo au sucre de coco
Poulet rôti au romarin
Haricots verts vapeur
Camembert pasteurisé
Pruneaux
Pain

SAMEDI

Lait aromatisé au café (nuage de café)
Pain aux cinq céréales et beurre frais
Fraises nature

* * *

Cocktail de fruits frais mixés (sans alcool !)
Steak haché très cuit (5 % de matières grasses)
Pommes de terre sautées
Yaourt nature sans sucre
Compote d'abricots (allégée en sucres)
Pain

* * *

Verre de lait
Sablé à la farine d'épeautre

* * *

Salade composée au thon et aux dés de comté
Tarte au flan aux pêches
Pain

DIMANCHE

Müesli au lait
Smoothie orange, mangue, carotte

* * *

Batavia à l'ail
Pizza maison champignons jambon mozzarella
(base de pâte à pain)
Fromage blanc au miel
Poire à la badiane au four en papillote
Pain

* * *

Yaourt nature

* * *

Potage de légumes frais
Maquereau aux herbes
Riz basmati
Comté
Orange
Pain

Pour les femmes allaitantes, vous pouvez reprendre ces menus des deux derniers trimestres de grossesse et ajouter une collation dans la matinée (yaourt nature ou équivalent).

Idées de menus minceur post-accouchement

Le pain est toujours facultatif. Mais ne vous affamez pas, si vous perdez vos kilos de grossesse trop rapidement vous risquez des les reprendre très vite !

LUNDI

Café au lait non sucré
Pain aux 5 céréales et beurre frais
Smoothie aux fruits rouges (sans sucre ajouté)

* * *

Concombre et tomate en salade
Bavette grillée à l'échalote
Haricots verts à l'étouffée
Pavé d'Affinois
Compote d'abricots sans sucre ajouté
Pain

* * *

Yaourt nature au sucre de coco

* * *

Potage poireaux pomme de terre
Fromage blanc au sirop d'agave
Mini-terrine de fraises au thé en gelée*
Pain

MARDI

Thé vert à la menthe
Müesli sans sucres ajoutés au yaourt
Orange

***

Betteraves persillées au cumin
Gratin de macaronis au jambon blanc
Flan de pommes au coulis de chocolat noir*

***

Verre de lait nature

***

Brick de thon aux herbes*
Frisée en vinaigrette
Yaourt nature sans sucre
Compote de mangue sans sucre ajouté
Pain

MERCREDI

Lait au cacao
Pain aux céréales et beurre frais
Orange pressée

* * *

Boulgour de blé complet aux grains de grenade*
Escalope de poulet grillée
Ratatouille niçoise
Yaourt nature sans sucre
Kiwi
Pain

* * *

Pain et comté

* * *

Poireaux vinaigrette
Œuf coque et ses mouillettes
Tiramisu à la mangue*
Pain

JEUDI

Thé au citron
Toasts et sirop d'agave
Fromage blanc à la banane

* * *

Laitue ciboulette aux rondelles d'oignon rouge
Brouillade forestière (œufs brouillés aux champignons)
Camembert
Croustillant à l'ananas*
Pain

* * *

Yaourt nature et sirop d'agave

* * *

Potage de légumes frais
Coudes au basilic et tomates fraîches*
Fraises bulgare sans sucre (avec yaourt)
Pain

VENDREDI

Café au lait
Baguette grillée et beurre frais
Pomelo pressé

***

Tomates mozzarella
Papillote de saumon frais aux aromates
Riz semi-complet
Yaourt nature sans sucre
Pain

***

Compote de pommes sans sucre ajouté à la cannelle
Biscuit sec type petit-beurre

***

Taboulé de blé complet
Haricots verts à l'étouffée
Fromage blanc sans sucre
Carpaccio de poires à la menthe fraîche et au cacao
Pain

SAMEDI

Milk-shake à la fraise (lait et fraises mixées)
Pain complet et beurre frais

* * *

Asperges vinaigrette
Poulet au citron
Petits pois frais à la menthe fraîche
Camembert
Salade d'agrumes à la cannelle et eau de fleur d'oranger
Pain

* * *

Fromage blanc sans sucre

* * *

Demi-pomelo
Timbale de pommes de terre/haricots verts/champignons et dés de jambon blanc
Yaourt nature sans sucre

DIMANCHE

Lait au cacao
Toasts et beurre frais
Pur jus d'ananas

* * *

Salade de fenouil vinaigrette à l'orange
Dos de cabillaud en robe de sésame*
Riz basmati
Faisselle au coulis de pêches

* * *

Pomme

* * *

Soupe de poivrons rouges au basilic*
Édam
Crumble au citron*
Pain

* Les recettes en caractères gras sont détaillées dans le chapitre 10.

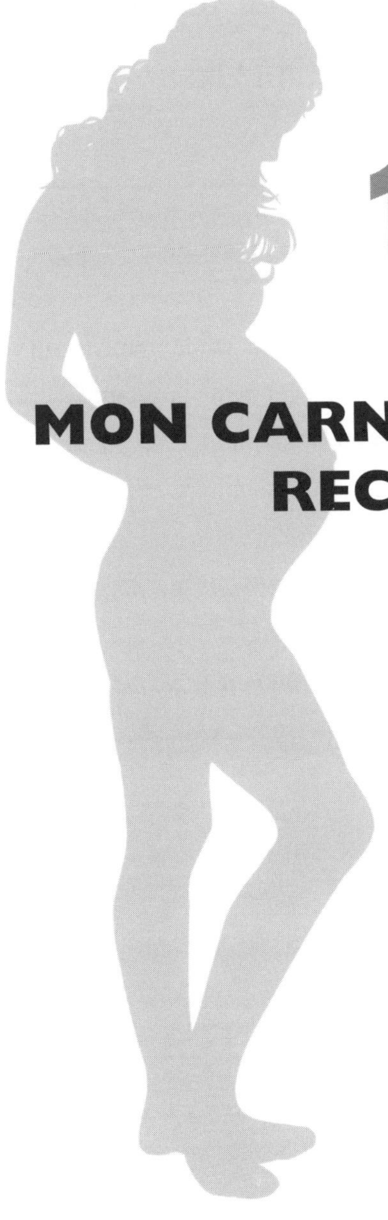

10

MON CARNET DE RECETTES

Recettes pour une grossesse en pleine forme

SALADE DE MÂCHE AU POULET MARINÉ AU VINAIGRE BALSAMIQUE

Temps de préparation : 10 minutes
Temps de cuisson : 10 minutes

SPÉCIAL OMÉGA 3

Pour 1 personne :

- *½ blanc de poulet froid («* restes *» de la veille)*
- *1 poignée de mâche (30 g)*
- *10 g de pignons*
- *Quelques tomates séchées*
- *1 à 2 pommes de terre*
- *Persil frais*
- Vinaigrette :
1 c. à s. d'huile de noix, 1 c. à s. de vinaigre balsamique, sel et poivre du moulin

- Détaillez votre blanc de poulet en dés et faites-le mariner dans le mélange huile de noix, vinaigre balsamique, sel et poivre.
- Épluchez et lavez les pommes de terre, faites-les cuire à la vapeur à couvert dans un panier en bambou au-dessus d'un récipient contenant de l'eau bouillante pendant 5 à 10 minutes en fonction de leur taille.
- Pendant ce temps, lavez très soigneusement la mâche et le persil. Mélangez la mâche aux dés de poulet et placez le mélange au centre de votre assiette. Faites griller quelques instants les pignons de pin, ajoutez-les avec les tomates séchées aux pommes de terre encore tièdes en cubes. Saupoudrez de persil et consommez sans attendre.

Suggestion : vous pouvez également saupoudrer votre salade de quelques paillettes de levure de bière.

SALADE DE POUSSES D'ÉPINARD ET CREVETTES À LA CORIANDRE

Temps de préparation : 5 minutes

Temps de repos : 1 heure

Temps de cuisson : 20 minutes

SPÉCIAL OMÉGA 3

Pour 1 personne :

- *80 g de crevettes roses cuites*
- *1 c. à c. d'huile d'olive*
- *½ citron*
- *Coriandre fraîche*
- *40 g de pousses d'épinard*
- Vinaigrette : *1 c. à s. d'huile de colza, ½ c. à s. de vinaigre balsamique, sel et poivre du moulin*

- Décortiquez et lavez les crevettes roses. Épongez-les. Arrosez-les du jus de citron, salez et poivrez. Rincez très soigneusement la coriandre fraîche et ciselez-la en petits morceaux que vous ajouterez aux crevettes. Filmez l'ensemble et placez au frais pendant 1 heure.
- Lavez très soigneusement les pousses d'épinard. Préparez la vinaigrette et mélangez-la aux pousses.
- Sortez les crevettes du réfrigérateur et faites-les revenir dans l'huile d'olive bien chaude. Servez les crevettes sur le lit d'épinards. Dégustez aussitôt.

AUMÔNIÈRE DE SAUMON FRAIS SAUCE CRÉMEUSE AU CITRON

Temps de préparation : 5 minutes

Temps de cuisson : 20 minutes

SPÉCIAL OMÉGA 3

Pour 1 personne :

- *1 pavé de saumon frais de 120 g environ*
- *1 feuille de brick*
- *½ jaune d'œuf*
- *Sel du moulin*
- Facultatif : *poivre du moulin*
- Sauce crémeuse au citron : *1 c. à s. de crème fraîche allégée, ¼ de citron vert non traité, sel du moulin*
- Décor : *zeste de citron vert*

- Préchauffez votre four thermostat 6 (180 °C).
- Disposez la feuille de brick sur un carré de papier sulfurisé. Mettez votre dos de saumon au centre de la feuille de brick. Parsemez légèrement de sel puis refermez la feuille de brick en forme d'aumônière (utilisez un zeste du citron vert pour la fermer). Badigeonnez votre aumônière de jaune d'œuf et enfournez pendant 20 minutes puis quelques minutes sous le gril.
- Pendant ce temps, préparez votre sauce en mélangeant dans un petit ramequin la crème allégée, le jus du citron vert, le sel.
- Servez l'aumônière de saumon avec la sauce à part dans un petit ramequin. Décorez avec des zestes de citron vert.

ÉMINCÉ DE POULET À LA GRAINE DE MOUTARDE

Temps de préparation : 5 minutes
Temps de cuisson : 10 minutes

SPÉCIAL PROTÉINES

Pour 1 personne :

- *1 filet de poulet fermier de 120 g*
- *1 c. à c. d'huile d'arachide*
- *1 c. à c. de moutarde en grains*
- *1 c. à s. de crème fraîche allégée (20 g environ)*
- *Sel et poivre du moulin*
- *Persil frais*

- Découpez le filet de poulet en lanières fines et faites-les revenir dans l'huile.

- Pendant ce temps, mélangez dans un petit bol la crème, la moutarde, le sel et le poivre. Une fois vos lanières cuites, ajoutez la crème à la moutarde. Servez bien chaud, saupoudré de persil haché (lavé soigneusement au préalable).

Suggestion : servez cet émincé de poulet sur un lit de pois gourmands cuits à la vapeur.

CRUMBLE DE SARDINES

Temps de préparation : 5 minutes

Temps de cuisson :

5 minutes + quelques minutes au grill

SPÉCIAL OMÉGA 3

Pour 1 personne :

- *120 g de filets de sardine*
- *10 cl de coulis de tomates nature (purée de tomates)*
- *10 g de chapelure de pain*
- *10 g de parmesan*
- *Feuilles de basilic*
- *Sel et poivre du moulin*

- Faites cuire les filets de sardine salés et poivrés à la vapeur à couvert dans un panier de bambou au-dessus d'un récipient contenant de l'eau bouillante pendant 5 minutes.

- Une fois cuits, disposez-les dans un plat allant au four, nappez de coulis de tomate, répartissez le basilic lavé soigneusement et haché. Saupoudrez d'un mélange de chapelure, parmesan râpé. Salez et poivrez. Passez au gril quelques minutes et servez bien chaud.

ŒUFS FARCIS AU THON

Temps de préparation : 5 minutes
Temps de cuisson : 10 minutes

SPÉCIAL PROTÉINES

Pour 1 personne :

- *1 œuf extra-frais*
- *30 g de thon en boîte au naturel*
- *20 g de fromage blanc à 3 % de matières grasses*
- *1 c. à c. de moutarde*
- *Paprika*
- *Persil frais*
- *Gros sel*
- *Sel et poivre du moulin*

- Faites cuire l'œuf dans de l'eau bouillante et salée (au gros sel) pendant 10 minutes à partir de la reprise de l'ébullition. Une fois cuit, refroidi et écalé, coupez-le en deux.
- Récupérez soigneusement le jaune d'œuf cuit. Mettez-le dans un petit bol, mélangez-le avec le thon émietté, le fromage blanc, la moutarde, le paprika, le persil lavé et haché, le sel et le poivre.
- Remplissez les blancs d'œufs cuits de ce mélange et placez au frais jusqu'au moment du service (dans l'heure qui suit).

RIGATONI À LA BOLOGNAISE

Temps de préparation : 5 minutes

Temps de cuisson : 10 minutes

SPÉCIAL ÉNERGIE

Pour 1 personne :

- *60 g de rigatoni (crus)*
- *50 g de steak haché à 5 % de matières grasses*
- *1 c. à c. d'huile d'olive*
- *5 cl de coulis de tomates nature*
- *Basilic frais*
- *Gros sel*
- *Sel et poivre du moulin*

- Portez une grande casserole d'eau salée (au gros sel) à ébullition. Puis plongez-y vos rigatoni et faites-les cuire pendant 8 à 10 minutes environ.
- Faites revenir le steak haché émietté dans l'huile d'olive chaude. Salez, poivrez. Faites-le bien cuire. Ajoutez le coulis de tomates et rectifiez l'assaisonnement. Lavez et ciselez le basilic frais puis ajoutez-le à votre sauce.
- Égouttez vos pâtes, versez-les dans une assiette creuse et nappez de sauce. Servez bien chaud.

SMOOTHIE « COUP DE FOUET »

Temps de préparation : 5 minutes

SPÉCIAL MAGNÉSIUM

Pour 1 personne :

- *1 banane*
- *1 yaourt nature sans sucre*
- *1 c. à c. de cacao en poudre non sucré*
- *1 c. à c. de levure de bière*
- *1 c. à c. d'amandes en poudre*

- Épluchez et lavez votre banane. Coupez-la en morceaux et mettez-la dans un blender.
- Ajoutez-y tous les autres ingrédients, mixez et buvez immédiatement.

FAR AUX FRUITS FRAIS ET SECS

Temps de préparation : 10 minutes

Temps de cuisson : 1 heure

SPÉCIAL FIBRES

Pour 4 personnes :

- *50 cl de lait demi-écrémé*
- *120 g de farine complète*
- *70 g de sucre en poudre*
- *2 œufs*
- *½ gousse de vanille*
- *5 g de beurre*
- *120 g de fruits frais (pomme, poire)*
- *½ citron*
- *10 g de poudre d'amande*
- *20 g de pruneaux*

- Épluchez, lavez et découpez en cubes les fruits frais. Arrosez-les du jus de citron pour éviter qu'ils noircissent.

- Préchauffez votre four thermostat 6 (180 °C).

- Portez le lait à ébullition avec la ½ gousse de vanille fendue en deux.

- Dans un saladier, mélangez la farine, la poudre d'amandes, le sucre et les œufs entiers. Versez le lait chaud et filtré délicatement sur le mélange. Ajoutez les fruits frais et secs. Versez le tout dans un moule beurré et enfournez pendant 1 heure. Servez froid ou chaud.

SOUPE DE FRAISES AU CITRON VERT ET BASILIC

Temps de préparation : 5 minutes

SPÉCIAL VITAMINE C

Pour 1 personne :

- *125 g de fraises*
- *2 feuilles de basilic*
- *½ citron vert*
- *Glaçons*

- Lavez les fraises et le basilic. Équeutez les fraises et mettez-les dans le blender avec le basilic et le jus du demi-citron vert. Mixez.

- Versez dans une coupe à glace et ajoutez des glaçons. Buvez bien frais.

Suggestion : vous pouvez y ajouter quelques billes de melon si la saison s'y prête.

Recettes minceur post-accouchement

SOUPE DE POIVRONS ROUGES AU BASILIC

Temps de préparation : 10 minutes

Temps de cuisson : 10 minutes

Pour 1 personne :

- *250 g de poivrons rouges*
- *¼ d'oignon*
- *1 c. à c. d'huile d'olive*
- *2 feuilles de basilic*
- *25 cl d'eau*
- *Sel et poivre du moulin*

- Épluchez l'oignon, rincez-le et émincez-le.
- Lavez soigneusement les poivrons rouges, épépinez-les et coupez-les en lamelles.
- Dans une poêle à revêtement anti-adhésif, faites revenir dans l'huile d'olive chaude les oignons émincés et les lamelles de poivrons pendant une dizaine de minutes.
- Mettez-les dans un blender avec l'eau et les feuilles de basilic lavées et hachées. Salez, poivrez et mixez le tout.
- Transvasez dans une casserole, portez tout doucement à ébullition et consommez chaud.

BOULGOUR AUX GRAINS DE GRENADE

Temps de préparation : 10 minutes

Temps de cuisson : 12 minutes

Pour 2 personnes :

- *60 g de boulgour de blé complet*
- *¼ de concombre*
- *1 tomate*
- *¼ de poivron vert*
- *40 g de grains de grenade*
- *Menthe fraîche*
- *Gros sel*
- « Citronnette » : *2 c. à s. d'huile de colza, 1 c. à s. de jus de citron, sel et poivre du moulin*

- Plongez le boulgour dans de l'eau bouillante salée et cuisez-le pendant 12 minutes.

- Pendant ce temps, lavez et découpez en dés tomate, concombre, poivron. Préparez une vinaigrette dans laquelle vous ajouterez les grains de grenade et la menthe lavée ciselée. Une fois vos céréales cuites et refroidies, ajoutez vos légumes, et votre vinaigrette. Servez frais.

Suggestion : prélevez quelques grains de grenade, mixez-les avec le kiwi prévu pour la fin du repas et buvez ce jus riche en antioxydants (lutte contre le vieillissement cellulaire).

DOS DE CABILLAUD EN CROÛTE DE SÉSAME

Préparation : 5 minutes

Temps de cuisson : 10 minutes

Pour 1 personne :

- *1 dos de cabillaud de 120 g environ*
- *1 c. à c. d'huile d'arachide*
- *15 g de chapelure de pain*
- *15 g de graines de sésame*
- *Sel et poivre frais*

- Dans une assiette, mélangez les graines de sésame, la chapelure avec le sel et le poivre. Passez le pavé de cabillaud dans le mélange.
- Faites chauffer l'huile et laissez-y revenir le cabillaud à feu doux pendant 10 minutes.

Suggestion : servez avec une rondelle de citron et un riz créole.

BRICK DE THON AUX HERBES

Temps de préparation : 5 minutes

Temps de cuisson : 20 minutes

Pour 1 personne :

- *50 g de thon au naturel*
- *1 feuille de brick*
- *1 c. à c. de moutarde*
- *Persil, coriandre fraîche*
- *½ jaune d'œuf*
- *Sel et poivre du moulin*

- Préchauffez votre four thermostat 6 (180 °C).

- Dans un bol, mélangez les herbes lavées soigneusement et hachées avec le thon émietté et la moutarde. Salez et poivrez.

- Disposez la feuille de brick sur un carré de papier sulfurisé. Mettez votre mélange au centre des feuilles de brick. Refermez les feuilles de brick en forme de triangle.

- Badigeonnez votre brick de jaune d'œuf et enfournez pendant 20 minutes puis quelques minutes sous le gril.

Suggestion : servez sur un lit de frisée à la vinaigrette.

COUDES (PÂTES COURTES) AU BASILIC ET TOMATES FRAÎCHES

Temps de préparation : 5 minutes

Temps de cuisson : 10 minutes

Pour 1 personne :

- *60 g de coudes rayés (crus)*
- *1 c. à c. d'huile d'olive*
- *1 tomate*
- *Basilic frais*
- *Gros sel*
- *Sel et poivre du moulin*

- Portez une grande casserole d'eau salée (au gros sel) à ébullition. Puis plongez-y les pâtes et faites-les cuire pendant 8 à 10 minutes environ.

- Lavez et coupez en dés la tomate en prenant soin de l'épépiner. Faites-les revenir dans l'huile d'olive bien chaude. Ajoutez le basilic lavé et ciselé finement. Salez et poivrez.

- Égouttez vos pâtes, versez-les dans une assiette creuse et versez dessus le mélange tomates basilic. Servez bien chaud.

MINI-TERRINE DE FRAISES AU THÉ EN GELÉE

Temps de préparation : 15 minutes

Temps de cuisson : 2 minutes

Temps de refroidissement : 2 heures

Pour 1 personne :

- *125 g de fraises*
- *1 c. à c. de thé vert*
- *1 g d'agar-agar (½ c. à c.)*

- Portez 25 cl d'eau à ébullition avec le thé vert. Ajoutez l'agar-agar, délayez bien et poursuivez la cuisson pendant 2 minutes en remuant sans cesse. Réservez.
- Lavez les fraises, équeutez-les et coupez-les en dés.
- Disposez les morceaux de fruits dans un petit moule rectangulaire. Versez le thé dessus.
- Placez au frais pendant au moins 2 heures avant de démouler.
- Servez bien frais.

TIRAMISU À LA MANGUE

Temps de préparation : 15 minutes

Temps de repos : 3 heures minimum

Pour 2 personnes :

- *125 g de fromage blanc à 3 % de matières grasses*
- *½ mangue*
- *6 biscuits à la cuillère*
- *½ c. à c. de cacao en poudre non sucré*
- *Menthe fraîche*

- Portez 15 cl d'eau à ébullition avec des feuilles de menthe fraîche rincées et ciselées.
- Lavez, épluchez, et découpez la demi-mangue en dés.
- Mélangez dans un saladier le fromage blanc et les dés de mangue.
- Tapissez un petit plat, rectangulaire de préférence, avec des biscuits à la cuillère que vous aurez trempés au préalable dans l'infusion à la menthe filtrée.
- Étalez dessus le fromage blanc aux dés de mangue et renouvelez l'opération en terminant par le mélange de fromage blanc aux dés de mangue.
- Saupoudrez de cacao en poudre non sucré.
- Placez au réfrigérateur pendant 3 heures minimum.

CROUSTILLANT À L'ANANAS

Temps de préparation : 15 minutes

Temps de cuisson : environ 5 minutes

Pour 1 personne :

- *125 g d'ananas frais*
- *1 feuille de brick*
- *1 c. à c. de sirop d'agave*
- *Cannelle en poudre*
- *Cacao en poudre*

- Préchauffez le four thermostat 6 (180 °C). Dans une feuille de brick, découpez 3 disques que vous déposerez sur une feuille de papier sulfurisé. Enfournez pendant 5 minutes environ.

- Pendant ce temps, découpez l'ananas en petits dés et faites-les revenir quelques instants dans une poêle bien chaude avec le sirop d'agave et la cannelle.

- Dans une assiette, déposez un disque de feuille de brick, déposez au centre la moitié du mélange d'ananas, un disque de brick, le restant du mélange d'ananas puis terminez par un disque de brick. Servez immédiatement saupoudré d'un nuage de cacao en poudre.

FLAN DE POMMES AU COULIS DE CHOCOLAT NOIR

Temps de préparation : 10 minutes

Temps de cuisson : 15 minutes

Temps de refroidissement : 2 heures

Pour 1 personne :

- *150 g de pommes (1 belle pomme)*
- *1 g d'agar-agar (½ c. à c.)*
- *20 g de chocolat noir*

- Épluchez et lavez la pomme. Coupez-la en dés et faites-la étuver pendant 15 minutes dans un peu d'eau. Ajoutez l'agar-agar, remuez bien et poursuivez la cuisson pendant 2 minutes en tournant sans cesse. Versez dans un ramequin individuel. Placez-le au frais pendant 2 heures.
- Au moment de servir, démoulez. Faites fondre le chocolat noir au bain-marie avec 1 cuillère à soupe d'eau. Versez le chocolat chaud sur votre flan de pommes.

CRUMBLE AU FROMAGE BLANC ET CITRON

Temps de préparation : 10 minutes

Temps de cuisson : 25 à 30 minutes

Pour 1 personne :

- *100 g de fromage blanc à 3 % de matières grasses*
- *1 citron non traité*
- *30 g de farine*
- *15 g de beurre*
- *10 g de sucre muscovado*

- Préchauffez le four thermostat 6 (180 °C).
- Lavez le citron et récupérez les zestes.
- Mélangez la farine, le beurre et le sucre muscovado jusqu'à obtenir un aspect granuleux. Ajoutez la moitié des zestes de citron.
- Sur une plaque à pâtisserie en revêtement antiadhésif, étalez la préparation et enfournez-la pendant 25 à 30 minutes.
- Pendant ce temps, mélangez le fromage blanc avec le reste des zestes de citron.
- Saupoudrez avec le crumble émietté et servir bien frais.

CONCLUSION

Vous n'avez pas à changer du tout au tout vos habitudes alimentaires. La grossesse est déjà en soi un grand bouleversement. Il faut donc simplement veiller à ne pas cumuler les erreurs nutritionnelles comme un excès calorique, une insuffisance d'apport en acides gras essentiels ou en vitamines… Une alimentation adaptée vous permettra de couvrir vos besoins nutritionnels mais aussi d'assurer la croissance de votre bébé.

ANNEXES

Annexe I
Vitamines, minéraux et oligoéléments

Gardez à l'esprit que les carences comme les surdosages sont néfastes. Pour toute supplémentation ou toute question, consultez votre médecin traitant.

LES VITAMINES DU GROUPE B

Les vitamines du groupe B procurent un supplément d'énergie et contribuent à soulager le sentiment de fatigue. Elles aident également votre organisme à utiliser les protéines et les glucides.

	Rôle	Dans quels aliments la trouve-t-on ?	Comment couvrir mes besoins nutritionnels ?
Vitamine B1 ou thiamine	Indispensable à votre dynamisme cérébral mais aussi musculaire.	La levure de bière, le pain complet, les légumes secs, la viande de porc, le lait.	Saupoudrez votre salade du jour d'une cuillère à café de levure de bière en paillettes.
Vitamine B2 ou riboflavine	Intégrité de la peau et des muqueuses. Elle aide au métabolisme des glucides et protéines.	La levure, le lait et les produits laitiers, la viande, les poissons, les céréales complètes.	1 bol de lait de 250 ml, 2 yaourts et 2 œufs durs.
Vitamine B3 ou vitamine PP ou niacine (anti-pellagre)	Favorise la croissance, entretient les tissus et le système nerveux.	La levure de bière, la viande, les légumes secs pour l'essentiel.	1 blanc de poulet de 150 g.
Vitamine B5	Intégrité de la peau, des cheveux. Rôle clé dans la production d'énergie.	La levure de bière, le pain complet, la viande, les produits laitiers.	1 cuisse de lapin de 150 g, 1 bol de lait de 250 ml, 2 yaourts enrichis de levure de bière.
Vitamine B6 ou pyridoxine	Métabolise les acides aminés, participe à l'intégrité du système nerveux et renforce le système immunitaire.	La levure, le germe de blé, le jaune d'œuf, le lait et les produits laitiers.	1 pavé de saumon frais cuit de 150 g et 1 banane couvrent déjà la moitié de vos besoins en vitamine B6.
Vitamine B8 ou biotine	Prévention des problèmes de peau.	La levure de bière, les noix.	Pas de signe de carence en biotine car les besoins sont largement couverts.
Vitamine B12 ou cyanocobalamine	Fabrication des globules rouges prévenant ainsi les risques d'anémie. Métabolisme de l'acide folique et prévention de la dépression postnatale.	Les œufs, les produits laitiers, les huîtres, la viande.	1 bol de lait de 250 ml, 30 g de brie pasteurisé et 2 œufs durs.

LA VITAMINE C

Rôles	Dans quels aliments la trouve-t-on ?	Comment couvrir mes besoins nutritionnels ?
Vitamine anti-infectieuse, elle renforce les défenses immunitaires, est antioxydante et prévient le scorbut (carence en vitamine C). Elle donne du tonus et renforce le placenta. Surtout, elle permet d'augmenter le taux de fer dans l'organisme si elle est prise simultanément avec ce dernier.	Les stars riches en vitamine C : les agrumes, le kiwi, les baies (myrtilles, cassis…), les poivrons, les choux… Elle est donc surtout présente dans les fruits et légumes frais, surgelés et en conserves (sans adjonction). Elle est détruite par la cuisson mais conservée à la congélation.	Pour une journée vitaminée, 2 kiwis, 1 belle orange ou 200 g de fraises suffisent.

Je suis particulièrement fatiguée. Puis-je prendre un supplément de vitamine C ?

Sachez qu'à haute dose, la vitamine C peut réduire l'assimilation des minéraux ou oligoéléments. Même si la vitamine C n'est pas dangereuse pour le fœtus, elle peut entraîner un scorbut à la naissance de Bébé. Donc pas d'abus !

Suggestion de menu riche en fer et en vitamine C

- Salade de mâche et pomelo rose
- Bavette à l'échalote (bien cuite)
- Haricots verts persillés
- Fraises bulgare (avec yaourt)
- Pain et eau

LES VITAMINES A, D, E, K

	Rôles	Dans quels aliments la trouve-t-on ?	Comment couvrir mes besoins nutritionnels ?
Vitamine A	Bonne pour la vue. Ses autres vertus : intégrité de la peau et des muqueuses, favorise la cicatrisation, augmente la résistance aux infections. Elle participe activement à la croissance du fœtus.	Les aliments gras comme le beurre, les produits laitiers non écrémés mais aussi le jaune d'œuf, l'huile de foie de poisson, véritable réservoir de vitamine A. Les aliments les plus riches en bêta-carotène (précurseur de la vitamine A) sont les légumes colorés (persil, choux, épinard, laitue...) et les fruits colorés (abricot, pêche, mangue...).	1 assiette à entrée de 60 g de carottes râpées. Sachez qu'un déficit en vitamine A peut mener à un accouchement prématuré et à un poids de naissance trop faible.
Vitamine D	Elle favorise la fixation du calcium sur les os (antirachitisme), contribue à la santé de vos dents.	L'huile de foie de poisson, les poissons gras, le beurre et le jaune d'œuf.	1 portion de saumon frais de 120 g. Sachez que vous la synthétisez si vous vous exposez au soleil mais évitez l'exposition trop prolongée.
Vitamine E	Rôle antioxydant indéniable au niveau des lipides, favorise la fertilité. Elle prévient également un vieillissement prématuré de la peau.	C'est l'apanage des huiles végétales mais aussi du cresson, de la laitue, des noisettes et amandes, des germes de blé, du beurre, des œufs.	Au menu : 20 g d'amandes, 1 noix de 10 g de beurre et 2 cuillères à soupe d'huile de colza. Les risques de carence pour le fœtus puis pour le bébé sont grands donc ne la négligez pas.
Vitamine K	Elle intervient dans la coagulation sanguine : c'est la vitamine antihémorragique.	Elle est présente dans les légumes feuilles, les fruits, le foie et les viandes.	Un ravier de laitue de 40 g.

Je ne m'expose jamais au soleil, dois-je recourir à un supplément de vitamine D ?

En effet, une supplémentation est parfois nécessaire en cas d'ensoleillement insuffisant (hiver) mais pas seulement. Certaines personnes ont également besoin d'un supplément : celles ayant la peau noire, les adeptes des régimes végétariens ou hypocaloriques.

Quel est le risque d'une surconsommation de vitamine D ?

Le risque est important pour le fœtus (malformations fœtales). C'est pourquoi l'Afssa (Agence française de sécurité sanitaire des aliments) recommande aux femmes enceintes ou désireuses de procréer de consommer du foie avec modération à cause de sa forte teneur en vitamine D.

MINÉRAUX ET OLIGOÉLÉMENTS

	Rôles	Dans quels aliments les trouve-t-on ?	Comment couvrir mes besoins nutritionnels ?
Du calcium pour de bons os et de belles dents	Nécessaire à la formation du squelette et des dents. Participe à la transmission nerveuse, la contraction musculaire, la coagulation sanguine et surtout vous protège de l'hypertension artérielle.	Pour faire le plein de calcium, le lait et les produits laitiers sont les champions toutes catégories.	En consommant ¼ de litre de lait demi-écrémé complété par une portion de 30 g de fromage, 2 laitages, 2 fruits frais, 1 portion de légumes frais cuits, vous assurez votre couverture calcique. Vous pouvez éventuellement ajouter une eau minérale riche en calcium si vous n'affectionnez pas certains des aliments cités ci-dessus.

	Rôles	Dans quels aliments les trouve-t-on ?	Comment couvrir mes besoins nutritionnels ?
Du magnésium pour la sérénité	Pour lutter contre le stress, l'anxiété et certaines femmes enceintes y sont sujettes ! Pour Bébé, il assure la multiplication des cellules nerveuses, musculaires et cardiaques. Il prévient l'éclampsie et éloigne les crampes.	Pour optimiser vos apports en magnésium, pensez aux fibres complètes (dans le pain complet, pâtes et riz complets…) et limitez les produits raffinés. Vous trouvez également du magnésium dans les légumes verts, les coquillages cuits, les légumes secs, les fruits secs (raisin, figue, datte, pruneau…), le chocolat noir, la banane. Certaines eaux minérales sont également riches en magnésium (comme la Contrex ou la Rozana).	Pour couvrir un quart de vos besoins journaliers, il vous faut par exemple un plat de lentilles cuites, 1 banane et 20 g de chocolat noir.
Du potassium pour un bon fonctionnement du corps	Régule le rythme cardiaque, la tension artérielle, assure un rôle capital dans l'excitabilité neuromusculaire (capacité qu'ont les muscles et les nerfs à répondre à un stimulus)… et lutte contre les crampes.	Dans les épinards, le fenouil, le chou vert, les pousses de bambou, les pommes de terre, les bananes, les choux de Bruxelles, le brocoli, le potiron, la bette, la betterave, les champignons, le melon, la poire et l'orange.	Si vous vous alimentez normalement, vous ne risquez pas de carence.

	Rôles	Dans quels aliments les trouve-t-on ?	Comment couvrir mes besoins nutritionnels ?
Le sodium, point trop n'en faut	Indispensable à l'équilibre en eau de l'organisme, à la régulation de la pression artérielle et dans la contraction musculaire.	Les aliments les plus riches en chlorure de sodium (sel) : les conserves, les aliments conservés en saumure, les potages déshydratés du commerce, les plats cuisinés du commerce, les fromages, les charcuteries.	Consommez 8 g de sel maximum par jour sauf contre-indication médicale.
Pour une santé de fer	Le fer est essentiel à la formation des cellules sanguines.	La viande rouge, les poissons, les fruits de mer dont le fer est particulièrement bien absorbé (on parle de fer héminique) ou encore les légumes secs qui contiennent du fer non héminique. Attention, le thé et les aliments riches en fibres (céréales complètes, légumes secs) peuvent réduire l'absorption du fer par l'intestin alors que les aliments riches en vitamine C favorisent son absorption.	Voir p. 230 une suggestion de menu riche en fer.

	Rôles	Dans quels aliments les trouve-t-on ?	Comment couvrir mes besoins nutritionnels ?
L'iode	Fabrication des hormones thyroïdiennes, sollicitées lors de la grossesse. Une carence en iode fait risquer un retard de développement intellectuel à votre bébé.	Le sel iodé, les algues, les produits de la mer bien cuits mais pensez aussi au sel de cuisine enrichi en iode. Si vous habitez au bord de mer, vous êtes alors doublement chanceuse.	Une supplémentation vous sera probablement prescrite au 7e mois.
Du fluor pour de belles dents	Il intervient assurément dans la formation de l'émail dentaire.	Vous pouvez avoir recours à une eau embouteillée fluorée (ex : eau minérale de Vichy Saint-Yorre ou Célestins).	Pas d'inquiétude à avoir, il n'y a pas à l'heure actuelle d'étude sérieuse démontrant l'intérêt de la prévention par le fluor sur les dents définitives.

Un mot sur le zinc

Le zinc est indispensable au bon déroulement de la grossesse, assure la croissance et la multiplication cellulaire. Une alimentation suffisamment riche en protéines animales (viande, poisson, œuf...) permet de couvrir les besoins en zinc. Mais soyez vigilante ! Il existe des femmes « à risques » de déficience en zinc, comme celles qui consomment peu ou pas d'aliments carnés (végétariennes ou végétaliennes) ou celles qui fument et consomment de l'alcool.

Annexe 2
Adresses

Institut National de Prévention
et d'Éducation pour la santé
Département documentation
42 boulevard de la Libération
93203 SAINT-DENIS Cedex
Téléphone : 01 49 33 23 69
Mail : doc@inpes.sante.fr
http://inpes.santepubliquefrance.fr/

Il met à votre disposition un guide nutrition pendant et après la grossesse. Collection « La santé vient en mangeant et en bougeant ».

Centre de Recherches
et d'Informations Nutritionnelles (CERIN)
42 rue de Châteaudun
75314 PARIS CEDEX 09
Téléphone : 01 49 70 72 20
https://www.cerin.org/

Diverses brochures et dépliants gratuits
- L'alimentation de la femme enceinte
- Bien manger en attendant Bébé

La Leche League

Allaitement et maternage

http://www.lllfrance.org

Renseignements, documentation sur l'allaitement

Annexe 3
Notes bibliographiques

[1] Chavarro J.E., Rich-Edwards J.W., Rosner B., Willett W.C., Diet and Lifestyle in the Prevention of Ovulatory Disorder Infertility. *Obstet Gynecol* 2007 ; 110 : 1050-1058.

[2] Lapillonne A. Acides gras oméga 3 et oméga 6 au cours de la grossesse et de la petite enfance. *Cahiers de Nutrition et Diététique*, 2007 ; 42 (suppl1) : 38-42.

[3] Bhutta Z.A., Hasan B., Supplémentation périconceptionnelle en folates et/ou multivitamines dans la prévention des anomalies du tube neural. Commentaire de la BSG (dernière révision : 7 janvier 2002). *Bibliothèque de Santé Génésique de l'OMS* ; Genève : Organisation mondiale de la santé.

[4] Olson S.F., Low Consumption of Seafood in Early Pregnancy as a Risk Factor for Pre-term Delivery : Prospective Cohort Study. *British Medical Journal* 2002 ; 324 : 447-450.

[5] Qiu C., Coughlin K.B., Frederick I.O. *et al.*, Dietary Fiber Intake in Early Pregnancy and Risk of Subsequent Preeclampsia. *Am J Hypertens* 21 août 2008 (8) : 903-9. Publié en ligne le 17 juillet 2008. Fibres et HTA prééclampsie.

[6] Grangé G. *et al.* Tabagisme passif chez la femme enceinte, *Psychotropes* 1/2006 (Vol. 12), p. 99-108.

TABLE DES MATIÈRES

Mon agenda grossesse

Hélène Kosmadakis

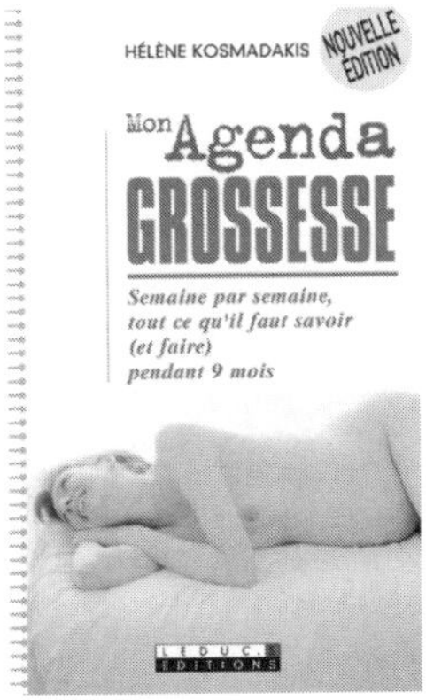

Oui, chaque grossesse est unique ! Chaque future maman vit les 9 mois de ce voyage intime comme un événement exceptionnel. Et jour après jour, 1000 questions se posent et se bousculent. Ici, droit à l'essentiel ! Ce petit livre vous suivra partout en vous prodiguant les conseils dont vous avez besoin, ceux vraiment utiles, voire indispensables.

Prix : 6,90 euros
Format : 11 x 17,8 cm
Pages : 224
ISBN : 978-2-84899-249-5

Petits pots maison pour bébé

Isabelle Lauras

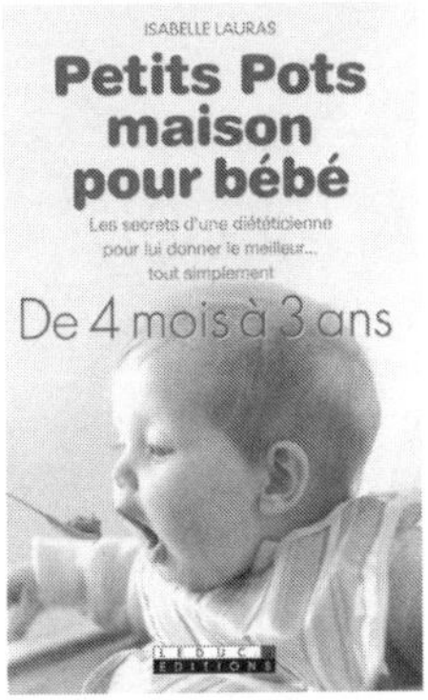

Bébé a 4 mois ou presque et veut déjà manger comme un grand... Vous voulez :

– Lui offrir une alimentation ni trop salée, ni trop sucrée, ni trop grasse ?

– Lui donner de bonnes habitudes dès les premières cuillerées ?

– Le tout sans stresser ni passer des heures derrière les fourneaux ?

La solution ? Les petits pots maison pour bébé bien sûr ! Moins chers que ceux du commerce, ils ont aussi plus de goût et sont tellement meilleurs pour sa santé. En plus, ils sont simplissimes à préparer et bien plus variés !

Prix : 5,90 euros

Format : 11 x 17,8 cm

Pages : 224

ISBN : 978-2-84899-261-7

Future maman, mode d'emploi

Alix Lefief-Delcourt

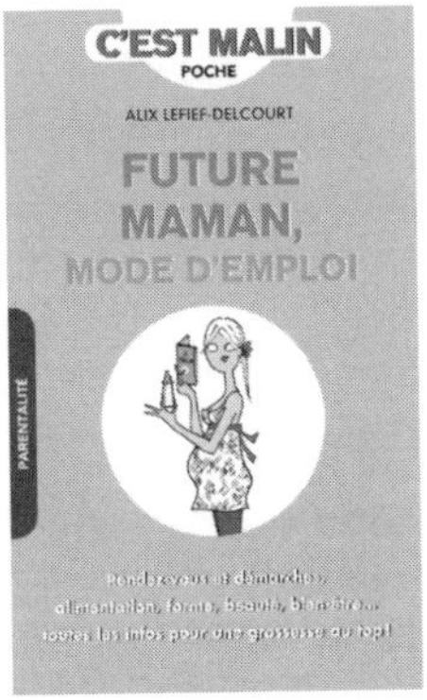

Pour toutes les petites et grandes questions de la grossesse, une future maman a besoin de réponses concrètes et pratiques. Alors un petit guide qu'on glisse dans le sac à main pour s'y reporter n'importe quand, ça c'est malin !

– Vos pense-bêtes de future maman : vos rendez-vous médicaux et les démarches administratives incontournables, les décisions à prendre...

– Des astuces pour bien manger et prendre soin de vous : les aliments à privilégier (et les interdits !), les bons réflexes pour soigner les petits bobos en douceur…

– Tout savoir pour être prête le jour J : les signes annonciateurs de l'accouchement, les conseils pour bien préparer le retour à la maison, ...

Prix : 6 euros

Format : 11 x 17,8 cm

Pages : 192

ISBN : 979-10-285-0949-1

Achevé d'imprimer en septembre 2018
sur les presses de la Nouvelle Imprimerie Laballery
58500 Clamecy
Dépôt légal : septembre 2018
N° d'impression : 807245

Imprimé en France

La Nouvelle Imprimerie Laballery est titulaire de la marque Imprim'Vert®